现代临床常见病
超声诊断新进展

XIANDAI LINCHUANG CHANG JIANBING
CHAOSHENG ZHENDUAN XINJINZHAN

王 蕾 等主编

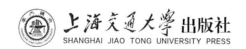

上海交通大学出版社
SHANGHAI JIAO TONG UNIVERSITY PRESS

内容提要

　　本书主要以临床医师的实际需要为切入点，对超声医学基本原理及各系统超声诊断进行了深入浅出的讲解，基本囊括了超声的原理、检查方法、疾病的病理改变、典型波征、产生机制及诊断与鉴别诊断要点。此外，本书还对各脏器标准超声切面的显示、手法的技巧及难点进行了详细解析。不仅涵括了超声科医师和医学生必须掌握的超声学科基本理论、基本知识和基本技能，还及时反映了国内外该学科近年发展的新技术、新方法，适合中、高级超声诊断医师、超声专业研究生及临床各科医师阅读参考。

图书在版编目（CIP）数据

　　现代临床常见病超声诊断新进展 / 王蕾等主编. --
上海 : 上海交通大学出版社，2022.10
　　ISBN 978-7-313-25916-5

　　Ⅰ．①现…　Ⅱ．①王…　Ⅲ．①常见病－超声波诊断
Ⅳ．①R445.1

　　中国版本图书馆CIP数据核字（2021）第232829号

现代临床常见病超声诊断新进展
XIANDAI LINCHUANG CHANGJIANBING CHAOSHENG ZHENDUAN XINJINZHAN

主　　编：王　蕾　等
出版发行：上海交通大学出版社　　　　　　地　　址：上海市番禺路951号
邮政编码：200030　　　　　　　　　　　电　　话：021-64071208
印　　制：广东虎彩云印刷有限公司
开　　本：710mm×1000mm　1/16　　　　经　　销：全国新华书店
字　　数：231千字　　　　　　　　　　　印　　张：13.25
版　　次：2023年1月第1版　　　　　　　插　　页：2
书　　号：ISBN 978-7-313-25916-5　　　　印　　次：2023年1月第1次印刷
定　　价：198.00元

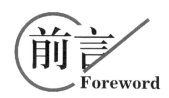

前言 Foreword

    半个多世纪以来,超声医学日臻成熟,临床应用不断拓展和深入,使得超声医学在临床疾病的诊断方面有了长足的发展。超声医学不仅在医院门诊和住院患者的诊治过程中发挥着重要作用,而且在正常人群的常规体检方面也获得了广泛应用。由此可见,通过几代超声医学工作者的不懈努力,我国超声医学已建立起具有鲜明专业特色,医疗、教学和科研同时发展的诊治结合的综合型学科,与放射学和核医学一起共同推动医学影像诊治水平的不断提高,为保障广大人民群众的身体健康发挥积极的作用。鉴于此,在同行们的鼓励下,我们组织相关专家翻阅了大量近期医学文献并结合自身经验,撰写了《现代临床常见病超声诊断新进展》,希望借本书为我国的超声医学发展贡献我们的微薄之力。

    本书以临床实用性为出发点,结合各位编者的实践经验,将超声影像与临床常见疾病的基础及临床紧密结合,对各种疾病进行了深入浅出的讲解。本书首先介绍了超声医学的基础原理,其次阐述了消化系统、循环系统、内分泌系统、运动系统常见疾病的超声检查法、正常超声表现、常见疾病声像图诊断要点、鉴别诊断要点。本书内容不仅涵盖了医学生必须掌握的超声学科基本理论和基本技能,还反映了国内外该学科近年发展的新技术、新方法。本书内容丰富翔实、图文并茂,将为超声医学专业学生及住院医师提供一本简明扼要、高效实用的学习指南。

本书受编者编写能力和出版时间的限制,虽几经易稿,但仍存在不足甚至错误之处,祈望同道赐教指正。

《现代临床常见病超声诊断新进展》编委会

2021 年 10 月

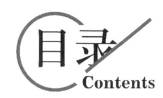

目录
Contents

第一章

超声医学基本原理

第一节　超声波在组织中的传播

一、超声波的概念

波在日常生活中是常见的自然现象。在自然界中,蝙蝠和海豚是利用超声波的反射功能来生活的;蝙蝠在黑暗中是通过鼻和口中发出超声波来判断障碍物的距离,从而实现自由飞翔。在现代医学中,就是利用超声波的反射性质,即发射超声波到人体内,就会从组织、器官中产生反射,从而进行超声医学诊断与治疗。

自然界中有各种各样的波,但根据波的性质(力的作用),通常将波分为两类,即电磁波和机械波。声波、水波和地震波等属于机械波;X 线、红外线、微波等属于电磁波。

机械波是由于机械力或弹性力的作用,机械振动在弹性介质内的连续传播过程,其传播的是机械能量。电磁波是在电磁场中由于电磁力的作用而产生的,是电磁场的变化在空间的传播过程,其传播的是电磁能量。机械波与电磁波的传播方式不同,机械波只能在介质中传播,不能在真空中传播;电磁波既可以在介质中传播,也可以在真空中传播。两者的传播速度也不同,机械波比电磁波传播速度要慢得多,如声波在空气中的传播速度是 340 m/s,而电磁波在空气中的传播速度是 3×10^8 m/s。机械波与电磁波相同的地方,就是按其频率可分成各种不同的波,机械波分类见表 1-1。

表 1-1　机械波分类

分类	次声波	声音	超声波	高频	宽高频
频率(Hz)	<16	$16\sim2\times10^4$	$2\times10^4\sim10^8$	$10^8\sim10^{10}$	$>10^{10}$

从表 1-1 中得知,人们能听到的声音是有一定范围的,把 $16\sim2\times10^4$ Hz 作为正常健康人能听到声音的极限频率,因为 16 Hz 是人耳能听到的最小频率,2×10^4 Hz 是人耳能听到的最大频率,把高于 2×10^4 Hz 的声音叫作"超声波"。超声诊断所用频域范围为 $(1\sim40)\times10^6$ Hz。

二、超声波产生的必要条件

(一)声源及波源

人类及动物发出的声音是由于声带振动而产生的,这种振动是一种机械振动。我们把能发出声音的物体称为声源。振动是产生声波的根源,即物体振动后产生声波。做机械振动的物体称为波源。在超声成像过程中,探头的晶片做机械振动即产生超声,故探头的晶片是声源。机械振动的能量在弹性介质中传播开来,这就形成了机械波。比如超声波是由超声探头的晶片产生振动,引起耦合剂的振动,耦合剂振动又引起了人体皮肤、皮下脂肪层、肌层及靶器官部位的振动,超声波的能量就这样进入人体。

(二)介质

固体、液体、气体都是弹性介质,是传播超声波的媒介物质,称为介质。声波必须在弹性介质中传播,真空中没有介质存在,故不能传播声波。在医学超声成像中,人体的细胞、组织、器官都是介质。介质的声学特性与超声图像的关系密切。

三、超声波的分类

(一)根据质点振动方向

相对于声波的传播方向,质点的振动方向可以不同。如果质点的振动方向和声波的传播方向相垂直,这种波被称为横波;如果质点振动方向与声波传播方向相平行,这种波被称为纵波。在液体和气体中因不存在切变力,故不存在横波,只有纵波。声波的本质是力的作用。横波是由于切变力的作用产生的,而纵波是由于压力或拉力的作用产生的,可以在固体、液体、气体中传播。在超声医学成像中主要应用纵波,它通过激励电压迫使探头晶片做厚度方向振动,对人体组织施加压力或拉力而产生。纵波在人体中行进时,使有的部位质点密,有的部位质点疏(图 1-1)。

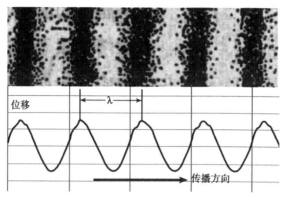

位移

λ

传播方向

图 1-1　超声波在人体中的传播方向

(二)根据波阵面的形态

声波从波源出发,在介质中向各个方向传播。在某一时刻介质中周相相同的各点所组成的面称为波面。声波在介质中的传播过程中,形成的波面有无数个,最前面的一个波面即波源,最初振动状态传播的各点组成的面称为波阵面。波面有各种各样的形态,波面是平面的称为平面波,波面是球面的称为球面波(图 1-2)。

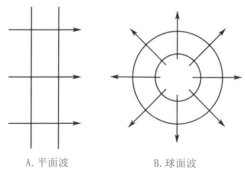

A.平面波　　　　B.球面波

图 1-2　平面波及球面波

(三)根据发射超声波的类型

发射超声波可分为连续波和脉冲波两种。目前连续波仅在连续多普勒超声心动图仪中使用;A 型、M 型、B 型及脉冲多普勒超声心动图仪均采用脉冲波。

四、超声波的传播

由于超声医学诊断与治疗中使用的超声波大多是平面波,所以,超声波在介质中传播时像光线一样,通常遵循几何声学的原则,也就是:①在均匀介质中波以直线传播;②遇到两种不同介质的分界面时就会发生反射和折射。但是,如果物体很小(如血液中的红细胞),超声波的波长与此物体的大小相当甚至还要大时,就会发生散射和绕射现象。

第二节 超声的生物效应

尽管超声医学诊断以其可靠的临床安全历史著称,但人们还是早就知道超声医学成像在某种程度上仍会影响生物系统。美国超声医学生物效应委员会描述了两种可能引起超声生物效应的基本机制:热机制及非热机制或称机械效应。国内有不少学者在超声的生物效应方面进行了大量的动物实验和临床探索性工作。

所谓超声生物效应,也就是一定强度的超声波(由辐照声强和辐照时间两个因素决定)在生物体系内传播时,通过它们之间一定的相互作用机制(热生物效应、机械生物效应)致使生物体系的功能和结构发生变化。

一、超声生物效应的机制

(一)机械生物效应与空化现象

机械生物效应是由超声波声束穿过或擦过组织引起其膨胀或收缩所造成。这类机械作用的绝大部分即空化作用,其牵涉到组织内微气泡的形成、扩大、振动和萎陷。空化作用就是指在强超声传播时,会出现一种类似雾状的气泡。空化作用的产生取决于许多因素,如超声波的压力和频率、声场(聚焦或散焦,脉冲波或连续波)、组织及界面的状态和性质。该类机械生物效应具有阈值现象,即当超声波声能输出超过一定值之后才可能发生,当然随着组织的不同其阈值也不相同。一般认为机械效应的潜在发生率随着超声波峰压增加而增加,随着超声波频率增加而减少。

尽管人体暴露于诊断超声波之中尚无有害的机械效应发生,但对哺乳动物而言,空化效应产生的阈值尚不明了。

由于生物组织大多数属于软组织,因此,在空化效应作用下,其细微结构多少会发生形变。此形变将随着超声强度的增加而增加。在较小强度超声的作用下,虽然产生形变,只要不产生破坏性形变,在超声医学诊断与治疗中所使用的剂量均在允许范围内。在较大强度超声的作用下,如超声治疗所用的是 1 W/cm² 以上的剂量,则生物组织会由于超声空化作用而产生不可恢复的破坏性形变,以致细胞、组织坏死。这种强度的剂量常用于超声治疗中,如碎石、溶栓等。在外科手术中,用更强的超声作为非侵入性手术刀。这种剂量在常规超声波诊断中是禁止使用的。

(二)热生物效应

热生物效应即当组织暴露于超声能量之中,其温度上升的现象。这是因为生物组织在超声波机械能的作用下,由于黏滞吸收,使部分声能转换成热能。若在某一特定局部能量堆积超过其热能散发能力,该局部温度上升,温度上升的值取决于超声声能、接触面积及该组织的热物性。如频率为 10^6 Hz,声强为 1 W/cm²,则超声波辐照 1 秒可导致温度上升 0.012 ℃,辐照 1 分钟温度上升 0.75 ℃,辐照5 分钟温度上升 3.5 ℃。

当超声用于治疗疾病,即达到治疗的强度,此时热生物效应明显,并能使能量深入人体器官组织,甚至还有可能随着血液循环传导热能。从超声治疗中得知,频率为 8×10^5 Hz、剂量为 4 W/cm² 的超声持续辐照 20 秒后,就在器官组织 $0.2\sim3.0$ cm 的部位产生热生物效应,从而达到治疗效果。目前,高强度聚焦超声在临床中用于治疗肿瘤,由于聚焦部位组织或病变内温度瞬间上升至 65 ℃以上,焦点处能量能使焦点处病变组织瞬间产生凝固性坏死,但周围组织或声通道上的组织没有损伤,以达到手术切除病变组织的目的,对有适应证的肿瘤患者有一定的治疗效果。高强度聚焦超声治疗频率为$(0.8\sim2.4)\times10^6$ Hz,焦域声强范围为 5 000~25 000 W/cm²,系统噪声≤65 dB。

(三)应力效应

在生物介质中,存在某些非热效应和非空化作用时出现的某些超声生物效应现象,此现象与声场中的机械应力有关,它们是辐射压、辐射力、辐射转力和超声波的流力等。其引起生物学效应的机制目前还不清楚。

以上 3 种作用机制常常会同时存在,但其中必然存在一种导致生物效应的主导机制。在各种作用机制之间会产生相互影响。例如,瞬时空化会产生局部高温,而温度升高又会影响空化强度等。诊断超声以空化作用最为重要,空化时可产生大量氧自由基,尤其是在液态环境中,如羊水和血浆。

二、超声生物效应的影响

(一)超声对人体组织的影响

治疗剂量的超声强度对人体组织有着不同程度的损伤,至于损伤的程度,与频率、辐射的时间有关。实验表明,对于 10^6 MHz 脉冲持续期为 7.3 秒的脉冲波,强度为 35 W/cm^2,只要辐射一次,就可引起致伤的效果。在同样的频率下,脉冲宽度为 10 毫秒时,即使辐射 120 秒,也没有引起致伤的效果。

超声对组织的损伤与探头的构造也有一定关系,如矩阵探头,此类探头相当于一个微型计算机,其内有数十个微波束形成器(芯片),芯片需要通电,电流就会产热,使用时间过长,可能会对人体组织产生损伤。

(二)诊断超声对胚胎及胎儿的影响

1.对胚胎绒毛形态结构的影响

经腹超声持续辐照,可致妊娠囊收缩,绒毛板呈细锯齿状,变厚,回声增强。辐照 5 分钟病理组织学变化不明显,辐照 >10 分钟绒毛上皮细胞出现不同程度损坏。经阴道超声辐射时间相同,但病理形态学改变更明显。

2.对胚胎组织化学的影响

诊断超声辐照孕囊 20 分钟,过氧化氢细胞化学反应为阳性,丙二醛值随超声剂量增加而升高,而超氧化物歧化酶及谷胱甘肽过氧化物酶活性随超声辐照剂量增加而下降。

3.对绒毛细胞凋亡的影响

诊断超声对孕囊照射 20 分钟以上可引起绒毛滋养层细胞 bcl-2 蛋白表达率和 Fas/Fasl 蛋白表达率下降,可能与细胞凋亡增加有关。

4.对绒毛分子生物方面的影响

诊断超声对孕囊辐射 20 分钟以上可引起绒毛细胞单链、双链 DNA 裂解。经阴道诊断超声对孕囊辐照 10 分钟以上,DNA 单链、双链断裂,微绒毛扭曲,个别出现断裂、丢失现象,胞质内空泡化明显,粗面内质网扩张。

5.对胎儿的影响

美国超声生物物理研究所的学者认为,超声在胎儿体内传播过程中产生的次级震动波可被胎儿的内耳结构所接收,该波的辐射力能产生一个小范围的"噪声",相当于空气作为介质的 85～120 dB。但由于声束聚焦于非常微小的数毫米的小点,胎儿可通过调整姿势来避开该"噪声",故对胎儿是否造成危害仍没有结论,但建议超声医学工作者行胎儿检查时要尽量避免把探头直接对准胎儿的耳朵。

三、超声医学的生物安全

就目前超声诊断仪工作所需的超声声能输出强度而言,未见肯定的对患者及超声医学工作者的生物不良反应的报告。尽管一些生物效应的存在可能在将来被认为有临床不良反应,就目前的数据表明,谨慎使用超声诊断仪的益处远远大于其可能存在的潜在危险性。

(一)应用最低能量输出原则

应用最低能量输出原则是诊断类超声仪使用的指导性原则:超声检查时,应以尽可能低的能量输出获得必需的临床诊断信息,也就是在能够获得诊断图像的同时,尽可能地少暴露在超声波之下,可以将超声波对使用者的生物效应减至最小。由于诊断类超声波的生物效应阈值尚未确定,所以,超声医学工作者有责任对患者接受的总能量加以控制,还必须兼顾患者在超声波下的暴露时间和诊断图像的质量。为了保证诊断图像的质量并限制暴露时间,超声诊断仪提供了在超声检查过程中可操纵的控制键,以使检查结果最优化。

诊断类超声仪所应用的成像模式是由所需的信息决定的。二维及 M 模式成像提供解剖信息,而多普勒成像、彩色能量图及彩色多普勒成像则提供与血流有关的信息。二维、彩色能量图及彩色多普勒等扫描模式将超声能量在扫描区域内分散;而 M 模式或多普勒成像等非扫描模式则将超声能量聚集。了解所用成像模式的特点将使超声仪操作者能够用有依据的判断来应用最低能量输出原则。使用者可以通过多种系统控制来调整图像的质量,并限制超声强度。控制的方法分为三类:直接控制、间接控制和接收器控制。

1.直接控制

应用选择和输出功率控制直接影响超声强度。对于不同的检查部位,可有不同范围的允许使用的超声强度和能量输出。在任何一项检查开始之前,首先要做的就是为该项检查选择合适的超声强度范围。例如,对外周血管检查时的超声强度就不适用于对胎儿的检查。有些超声仪能够自动为某一应用选择合适的超声强度范围,而有些超声仪则要求进行手动选择。输出功率对超声强度有直接影响。一旦确定了应用类型,就可以使用输出功率控制键来增加或减少输出强度,在保证获得高质量图像的前提下,选择最低的输出强度。

2.间接控制

间接控制指的是对超声强度产生间接影响的控制。成像模式、脉冲重复频率、聚焦深度、脉冲长度及探头选择对超声强度可产生间接影响。

(1)成像模式:成像模式的选择决定了超声波束的性质。二维是扫描模式,多普勒是非扫描模式或静止模式。一束静止的超声波束将能量聚集在一个位置上,而移动或扫描模式的超声波束则将能量分散在一个区域上,而且超声波束聚集在同一区域的时间比非扫描模式的时间要短。

(2)脉冲重复频率:脉冲重复频率指的是在某一时间段内猝发超声能量的次数。其频率越高,单位时间内发生的能量脉冲就越多。与聚焦深度、采样容积深度、血流优化、标尺、聚焦数量及扇面宽度控制等因素有关。

(3)聚焦深度:超声波束的聚焦情况影响图像分辨力。为了在不同的聚焦情况下维持或增加分辨力,就需要改变对该聚焦带的输出。这种输出变化是系统优化的结果。不同的检查部位需要不同的聚焦深度。设置合适的聚焦深度可以提高检查部位的分辨力。

(4)脉冲长度:脉冲长度是指超声波猝发的开启时间长度。脉冲越长,时间平均强度值就越大,造成温度升高和空化的可能性也就越大。在脉冲多普勒中,脉冲长度是指输出脉冲的持续时间。多普勒取样容积大小的增加会使脉冲长度增加。

(5)探头选择:探头选择对超声强度有间接的影响。组织衰减随频率而变化。探头工作频率越高,超声能量的衰减就越大。对于较深的部位,采用较高的探头工作频率需要使用更高的输出强度进行扫描。要想用相同的输出强度扫描更深的部位,需要采用较低的探头频率。

3.接收器控制

超声诊断仪操作者可以使用接收器来提高图像的质量。这些控制并不对输出产生影响,接收器控制只影响超声波回声的接收方式。这些控制包括增益、时间增益补偿、动态范围和图像处理。相对于输出来说,重要的是在增加输出之前应先对接收器控制进行优化。例如:在增加输出之前,对增益进行优化,可提高图像的质量。

(二)应用最低能量输出原则的举例

对一个患者的肾脏进行超声扫描,首先选择适当的探头频率,之后就应对输出功率进行调节,从而保证以尽可能低的设置采集图像。在采集图像之后,调整探头的聚焦,并增大接收器增益,以保证探头在继续对其他组织进行扫描时能够获得相同的图像质量。如果单纯增大增益就足以保证图像的质量,那么就应将输出功率调低。

在获取肾脏的二维图像之后,可采用彩色模式对肾脏进行血流成像,与二维图像显示相类似,在增大输出之前,必须对增益和图像处理控制进行优化。

完成了对肾脏彩色血流成像后,应用多普勒控制取样容积在血管中的位置。在增大输出之前,调整速度范围或标尺及多普勒增益,以获得最佳的多普勒频谱。

总之,应用最低的有效辐射量,应选择合适的探头频率和应用类型;从低的输出能量等级开始;通过调节聚焦、接收器增益和其他成像控制,使图像达到最优;如果此时还不能得到具有诊断价值的图像,才考虑增大输出功率。

(三)声能输出显示

超声诊断仪的声能输出显示包括两个基本指数:机械指数(MI)和热指数(TI)。热指数又由下列指数组成:软组织热指数(TIS)、骨热指数(TIB)、头盖骨颅内热指数(TIC)。3 个 TI 中的一个指数会显示出来,至于显示哪一个,由超声诊断仪的预设或使用者的选择而定。MI 在 0～1.9 的范围内,以 0.1 的增量连续显示。3 个 TI 根据探头和应用类型,以 0.1 的增量,在 0 到最大输出的范围内连续显示 TIS、TIB、TIC。TIS 用于对软组织进行成像,TIB 用于骨骼或骨骼附近聚焦,TIC 用于颅内或近皮肤的头盖骨进行成像。

1.机械指数

MI 用于评估潜在的机械生物效应。定义为超声波峰值(膨胀)压力(MPa)[按组织衰减系数 0.3 dB/(MHz·cm) 降低后]除以探头中心频率(MHz)平方根。

MI 值越高,发生机械生物效应的潜在可能性就越大。并不是在某一个特定的 MI 值时就会发生机械生物效应。

2.热指数

TI 用于使用者在某些特定假设状况下,可能导致身体表面、身体组织内部或超声波束在骨骼上的聚焦点发生温度的上升。定义为总声能输出能量与组织温度升高 1 ℃所需声能之比。

(1)TIS 评估软组织或相似组织内的温度上升状况。

(2)TIB 评估超声束穿过软组织或液体聚焦于较深处骨头或邻近骨头部位的温度上升状况,例如,在 4～6 个月胎儿的骨头或其周围的温度上升的可能性。

(3)TIC 评估颅内或近体表头骨等处的温度上升状况。

类似于 MI,TI 为组织温度上升的相对参数,TI 高代表着升高的温度,但只是作为一种可能性并不作为温度已经升高的指示。

(四)声能输出控制

在对超声诊断仪的各种控制进行调整之后,MI 和 TI 值可能会发生改变,尤其是对输出功率控制进行调整后,指数的变化尤为明显。

1.输出功率

输出功率控制诊断仪的超声输出。屏幕上显示出 MI 和 TI 值,并随超声诊断仪对输出功率的调整作出相应的变化。在三同步组合模式中,每个模式都对总的 TI 值施加影响,其中会有一个模式成为影响总指数的主要因素。所显示的 MI 值取决于峰值压力最高的那个模式。

2.二维控制

(1)扇区宽度:减小扇角可使帧频提高,将使 TI 值增大。采用软件控制可以自动将脉冲发生器电压下调,使 TI 值低于仪器的最大值。脉冲发生器电压的降低将导致 MI 值降低。

(2)局部缩放:提高局部放大倍数可提高帧频,将使 TI 值增大,聚焦的数量也将自动增加,以提高分辨力。由于峰值强度可能在不同的深度出现,可能会使 MI 值发生改变。

(3)聚焦数量及聚焦深度:较多的聚焦可能会自动改变帧频或聚焦深度,从而使 TI 和 MI 值均改变。降低帧频会使 TI 值降低。所显示的 MI 值将与具有最大峰值强度的区域相对应。通常情况下,当聚焦深度接近探头的自然焦点时,MI 值将升高。

3.彩色模式控制

(1)彩色扇区宽度:较小的彩色扇区宽度将提高彩色帧频和 TI 值。仪器将自动降低脉冲发生器电压,导致 MI 值降低。如果同时启用了脉冲多普勒,其将成为主导模式,TI 值的变化将很小。

(2)彩色扇区深度:扩大彩色扇区深度将自动降低彩色帧频。一般而言,TI 值将随彩色扇区深度的增加而减小。MI 值将与主导的脉冲类型(彩色脉冲的峰值强度)相对应。

(3)彩色标尺:用标尺控制来增大彩色速度范围可能会使 TI 值增大。超声诊断仪将自动调整脉冲发生器电压,其电压降低也将使 MI 值减小。

4.M 模式和多普勒控制

(1)多同步模式:几种模式组合使用将通过不同脉冲类型的合成对 MI 和 TI 值产生影响。在同步模式下,TI 值是相加的,在两种图像显示时,将显示主导脉冲类型的 TI 值,MI 值取决于峰值压力最高的那个模式。

(2)取样容积深度:当多普勒取样容积深度增加时,多普勒的脉冲重复频率将自动减少。脉冲重复频率的增加将导致 TI 值的增加。超声诊断仪将自动降低脉冲发生器电压,其电压降低导致 MI 值降低。

(五)超声强度的定义及界值

1.声场强度的计算

在决定超声波束对人体组织可能会造成的有效作用时,必须计算人体组织上所遭受的强度。因为人体上的超声波束衰减及组织上的超声波强度,可能是 $10\sim100$ 倍少于在水中同样位置上的测值。根据临床经验,当超声波束通过人体组织时,衰减的量由 3 个因素决定:①超声波束路径通过的组织类型;②超声波的频率;③超声波束所传播的距离。

由于这 3 个因素要获得一个近似的衰减量,美国食品和药品监督管理局(FDA)要求按下列公式计算强度:$I_d = I_w \exp^{(-0.23\alpha fz)}$。式中 I_d 为在人体组织上估算的强度;I_w 为距离 z 在水中测量的强度,单位为 cm;α 为衰减系数,用 dB/(MHz·cm)表示;f 为超声波的频率,单位为 MHz。

2.空间平均峰值时间强度(Ispta)

凡在脉冲平均强度为最大时,Ispta 是整个时间周期上声场点上的超声强度。单位为 W/cm^2。

3.空间平均峰值脉冲强度(Isppa)

凡在脉冲平均强度为最大时,Isppa 是整个脉冲传送时间上声场点上的超声强度。单位为 W/cm^2。

4.最大超声强度(Imax)

Imax 是脉冲期间在最高振幅时半周期内的时间平均声强。单位为 W/cm^2。

5.峰值膨胀压力

峰值膨胀压力是在规定点上振幅的暂存的峰值膨胀压力。单位为 MPa。

6.脉冲强度积分

脉冲强度积分是任何一个规定点的任何规定的脉冲的瞬间速率时间积分,规定脉冲中声频压力包络或水下音频信号包络在非零区域内。每个脉冲等于能量密度焦耳。

1987 年 10 月,美国超声医学会批准了其下属的生物效应委员会所提出的报告:对于 MHz 频段的超声波,只要非聚焦的超声波临床应用于胎儿 Ispta

$<94\ mW/cm^2$,新生儿头颅 Ispta$<94\ mW/cm^2$,心脏 Ispta $<430\ mW/cm^2$,外周血管 Ispta$<720\ mW/cm^2$,其他应用 Ispta$<94\ mW/cm^2$。

国际电工委员会同样做出了规定,诊断类超声波声强为：$I_0b<20\ mW/cm^2$,Ispta$<100\ mW/cm^2$（其中胎儿$<50\ mW/cm^2$,眼球视网膜$<17\ mW/cm^2$）。

如果医学超声诊断仪超出了这些限制值,必须公布其超声输出的实际值。超声强度超出规定,可能会造成若干生物效应,例如女性早熟排卵、胚胎发育不全、胎儿体质量减轻、儿童发育迟缓等。值得注意的是,当使用彩色多普勒血流成像、组织多普勒成像、谐波成像等超声检测时,Ispta 可上升至 $500\sim800\ mW/cm^2$,此时必须将 Ispta 调低,以获得超声波安全。

7.超声波辐射时间及波的类型

通常采用脉冲超声波的短波脉冲宽度,其平均峰值超声强度较低,与连续超声波相比,脉冲超声波较安全。

超声波辐射时间过长对生物组织可能产生一定的影响,超声波在临床诊断中一次应少于 10 分钟,脉冲波声源可以辐射的时间在 10 分钟为合适;对于特定部位的观察,以少于 1 分钟较为合适,对于早孕的检测,以少于 2 分钟为合适;对于妊娠全过程期间超声检查次数,应少于 5 次为好。

第三节　灰阶超声成像的基本原理

一、基本原理

医学超声波检查的工作原理与声呐有一定的相似性,即将超声波发射到人体内,当它在人体内遇到界面时会发生反射及折射,并且在人体组织中可能被吸收而衰减。因为人体各种组织的形态与结构是不相同的,因此其反射与折射以及吸收超声波的程度也就不同,超声医学工作者正是通过仪器所反映出的波形、曲线或影像的特征来辨别它们。此外再结合解剖学知识、正常与病理的改变,便可诊断所检查的器官是否存在病变。

人体结构对超声而言是一个复杂的介质,各种器官与组织,包括病理组织有它特定的声阻抗和衰减特性,因而构成声阻抗上的差别和衰减上的差异。超声射入人体内,由表面到深部,将经过不同声阻抗和不同衰减特性的器官与组织,从而产生不同的反射与衰减。这种不同的反射与衰减是构成超声图像的基础。

人体器官表面有被膜包绕,被膜同其下方组织的声阻抗差大,形成良好界面反射,超声图像上出现完整而清晰的周边回声,从而显出器官的轮廓。根据周边回声能判断器官的形状与大小。

目前使用的超声诊断仪都是建立在回波的基础上,其物理基础便是人体内的声阻抗值是不同的,当声波穿过不同的组织器官时,其回声产生相应的变化,将接收到的回声根据回声强弱,用明暗不同的光点依次显示在荧光屏上,则可显出人体的切面超声图像,从而可提取各种诊断信息。

超声经过不同正常器官或病变的内部,其内部回声可以是无回声、低(弱)回声或不同程度的强回声。

(一)超声信息线

超声信息线的形成是由脉冲波产生的。为了采用脉冲超声波来获取图像,需要发射短促的高频超声波以形成超声波束,然后停止发射相当长的一段时间(具体时间依探测的深度而定),如图 1-3 所示。

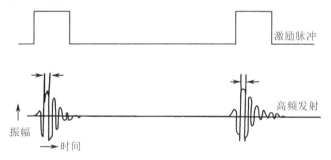

图 1-3　发射高频脉冲示意图

在发射一短促的高频脉冲后,此时超声波束进入人体内,在遇到不同声阻抗组织的两个界面时,部分能量反射,其中的一小部分能量就返回至探头;原发射的超声束的其余部分能量进入至深的组织界面上依次产生另外的回声。

从人体内发射回来的超声波能量到达探头,将超声能量转变成电信号,经过放大处理后显示成一条超声信息线,表示不同组织界面沿超声波束上的相对位置。

(二)二维超声回声图像

二维超声回声图像也就是二维平面图,使超声波束沿身体表面或体腔内做直线或扇形扫描,超声波束按照一定的规律不断地改变探测部位,便可获取相应位置的超声信息线,若干条超声信息线组合形成一幅二维超声图像,即可显示人体组织器官的结构空间方位和形态等。

(三)超声图像显示的同步控制

同所扫描的超声波束瞬时位置相应的另一电信号经过处理后,就会产生水平和垂直控制信号,其作用是控制显像管的电子束运动方向,使之与返回的超声波束的瞬时位置相重合,经过多次定位的很多超声信息线所组成的一幅完整的表示人体组织器官切面超声图像,显示器上所显示的图像与探头扫查的任何瞬时位置保持严格同步。

二、实时动态扫查成像

二维图像的形成需要一定的时间,其所需时间取决于超声波束在人体组织中的传播速度、探测部位的深度及超声波束穿透一定深度时的扫描速度。

超声在人体软组织中速度为 1 540 m/s,探测的深度一般在 18～20 cm,形成一条扫描线数所需时间为 234～260 微秒(即超声在人体中往返的时间)。要产生二维图像就需要超声穿过人体扫描。扫描速度将取决于最后的图像包含多少条超声信息线(超声线密度)。

如每帧图像为 120 入射超声波束线,所需时间为 28.0～31.2 毫秒。帧速度一般在 30～50 帧/秒。

一般可遵循:

最大深度(D)×每帧最大超声线数(N)×最大帧速(v)＝1/2(声速)

显然,超声信息越多,则图像越平滑,但缓慢地扫描心脏运动的心内结构会引起图像的时间失真。因此,必须采用高速扫描以获取实时二维的心脏切面超声回声图像。目前,心脏扫描的帧频在 50 帧/秒左右,这样图像稳定而失真很小。所谓高速扫描就是采用数字扫描变换器,可以避免由于帧频低而出现的闪烁,并可采用插补处理,增加线的密度。

第四节　超声图像分析

一、解剖学的轴和面

(一)轴

按照解剖学姿势,人体可有互相垂直的 3 条轴,即上下、前后和左右 3 条轴 (图 1-4),分别称为垂直轴、矢状轴和冠状轴。

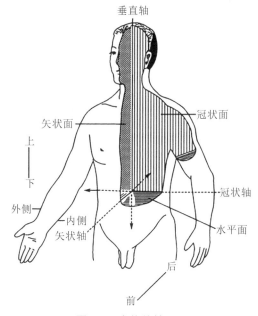

图 1-4　人体的轴和面

1.垂直轴

垂直轴即自上而下与地平面垂直,与身体长轴平行的轴。

2.矢状轴

矢状轴即由前向后与地平面平行,与身体长轴垂直的轴。

3.冠状轴

冠状轴即由左向右与地平面平行,与前两条轴垂直的轴。

(二)面

按上述 3 条轴,人体可有互相垂直的 3 个面(图 1-4)。

1.矢状面

矢状面即按矢状轴方向,将人体分成左右两部的纵切面,这个面与地平面垂直。其中正中的一个称为正中矢状面,将人分为左右二等份。

2.冠状面

冠状面即按冠状轴方向,将人体分成前后两部的纵切面,这个面与地平面及矢状面相垂直。

3.水平面

水平面或称横切面。即与地平面平行,与上述两个面相垂直的面,将人体分为上下两部。

这些轴和面在描述某些结构的形态时非常重要,如叙述关节运动时,即须明确其轴。但在描述个别器官的切面时则可以其自身的长轴为准,与其长轴平行的切面称纵切面,与长轴垂直的切面称横切面等。

二、超声图像的面

在进行超声图像分析之前,先要明确该超声图像是人体哪个解剖部位的切面。超声图像基本切面有以下几种。

(一)腹部超声图像基本切面

1.纵切面

纵切面或称矢状切面。腹部超声检查时常用的切面,包括正中纵切面和正中旁纵切面(图 1-5)。

2.横切面

横切面或称水平切面。腹部超声检查时常用的切面,包括与纵轴垂直的不同水平横切面(图 1-6)。

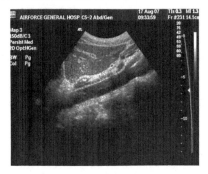

图 1-5　纵切面

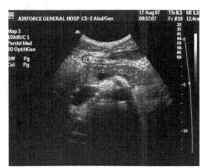

图 1-6　横切面

3.冠状切面

超声检查时,许多组织器官均采用此切面,例如,颅脑、肾脏、子宫等。冠状切面检查可提供许多有用的信息,应予重视(图1-7)。

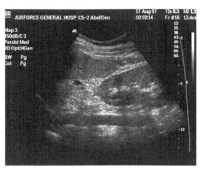

图1-7 冠状切面

4.斜切面

腹部超声检查时常采用的切面,例如,沿右侧或左侧肋间的切面、沿门静脉长轴及胆管长轴的切面(图1-8)。

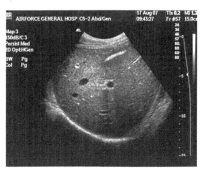

图1-8 斜切面

在超声诊断过程中,上述几种切面并不是孤立使用,而是交叉使用,特别是对于占位性病变,通常采用不同方向的多个切面进行检查,即系列纵切面和横切面检查,或系列长轴切面和短轴切面检查,也称"十字"交叉检查。采用多切面的检查,对于超声图像分析会比较全面、可靠,同时可帮助超声医学工作者构思三维空间结构,还可避免一些超声伪像和诊断误区。例如,在腹部检查时,就可避免小肿瘤的漏诊;对于心脏检查,就可发现小的房、室间隔缺损。

(二)心脏超声图像基本切面

心脏超声图像是采用3个呈直角相交的平面来观察心脏。成像平面与躯体背部及腹部体表呈垂直,并与心脏长轴平行者称为长轴平面。成像平面与躯体背部及腹部体表呈垂直,横切心脏与心脏长轴垂直者称为短轴平面。成像平面横切心脏与躯体背部及腹部体表接近平行者称为四腔平面(图1-9)。从一个探查部位可以得到一个以上的成像平面,从一个成像平面可以得到多个切面。心脏超声检查分五个区:胸骨左缘区、心尖区、剑下区、胸骨上窝区、胸骨右缘区。胸骨左缘区、心尖区是常规检查部位,剑下区及胸骨上窝区根据病情需要而使用,胸骨右缘区则很少应用。

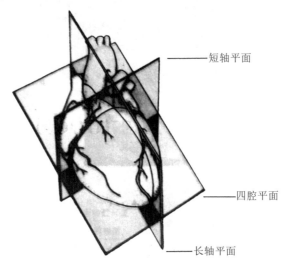

图 1-9　长轴、短轴及四腔平面

1.胸骨左缘区

探头置于胸骨左缘或距胸骨左缘1～3 cm处。包括左室长轴切面、右室流入道长轴切面、右室流出道长轴切面、降主动脉长轴切面、左室心尖长轴切面、胸骨旁四腔切面、胸骨旁左室心尖短轴切面、胸骨旁左室乳头肌短轴切面、胸骨旁左室二尖瓣腱索水平短轴切面、胸骨旁左室二尖瓣口水平短轴切面、胸骨旁左室流出道短轴切面、胸骨旁主动脉短轴切面、胸骨旁肺动脉分叉短轴切面。

2.心尖区

探头置于左室心尖冲动点稍内侧。包括心尖四腔切面、心尖五腔切面、心尖区冠状窦四腔切面、心尖左室右前斜位长轴切面、心尖左心二腔长轴切面、心尖左室左前斜位长轴切面、心尖右心二腔长轴切面。

3.剑下区

探头置于剑下处。包括剑下四腔切面、剑下五腔切面、剑下左室长轴切面、剑下右室流出道切面、剑下主动脉短轴切面、剑下下腔静脉长轴切面、剑下心房二腔长轴切面。

4.胸骨上窝区

探头置于胸骨上窝处。包括胸骨上主动脉长轴切面、胸骨上主动脉短轴切面、胸骨上升主动脉及上腔静脉长轴切面、胸骨上降主动脉长轴切面。

(三)乳腺超声检查

1.乳腺的分区

(1)以乳头作为参考点画垂直线和水平线,将乳腺分为 4 个象限,即外上象限、外下象限、内上象限和内下象限(图 1-10)。

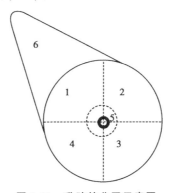

图 1-10 乳腺的分区示意图

(2)以乳晕外缘作为解剖标志,包括乳头在内,称为乳晕区。此处为乳腺管的重要检查区。

(3)乳腺外上象限向腋窝部延伸的一小部分称为腋尾。

2.乳腺时钟定位与描述

时钟定位法常以乳头为中心(图 1-11),按顺时针或逆时针方向做辐射状切面,确立病变距离乳头的部位。例如:"右乳内上象限 2:00,距离乳头 3.0 cm 处",可写成"右乳 2:00,3.0 cm 处"。

3.乳腺检查法

(1)以乳头为中心辐射状检查法(图 1-12):按时钟依次做辐射状检查,可以按顺时针转或逆时针转,由中央向周边延伸,包括向腋尾区延伸。

(2)纵切面和横切面检查法(图 1-13):对于已发现的乳腺病变,应按此法进一步获取乳腺病变的资料。

三、超声图像方位识别

对于超声图像方位的识别方法,国内外超声医学工作者的看法比较一致。超声仪器生产厂商在每支探头上也有明显的标志,已规定了超声图像的显示方位。

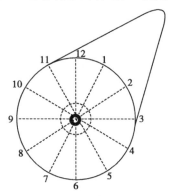

图 1-11　乳腺时钟定位示意图

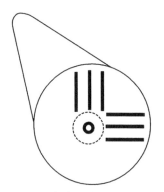

图 1-12　辐射状检查法示意图

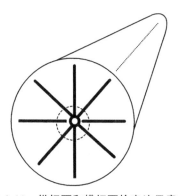

图 1-13　纵切面和横切面检查法示意图

(一)心脏超声图像检查方位识别方法

1.胸骨左缘左室长轴切面

超声图像左侧代表患者心脏的心尖;超声图像右侧代表患者心脏的心底;超

声图像上方代表患者心脏的前侧；超声图像下方代表患者心脏的后侧（图 1-14）。

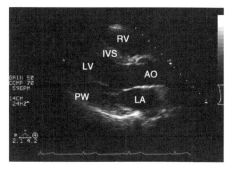

图 1-14　胸骨左缘左室长轴切面

2.胸骨旁左室二尖瓣口水平短轴切面

超声图像左侧代表患者心脏右侧；超声图像右侧代表患者心脏左侧；超声图像上方代表患者心脏前侧；超声图像下方代表患者心脏后侧（图 1-15）。

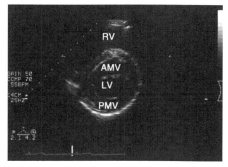

图 1-15　胸骨旁左室二尖瓣口水平短轴切面

3.心尖四腔切面

超声图像左侧代表患者心脏右侧；超声图像右侧代表患者心脏左侧；超声图像上方代表患者心脏的心尖；超声图像下方代表患者心脏的心底（图 1-16）。

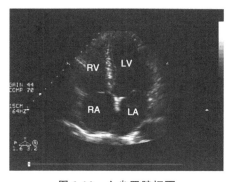

图 1-16　心尖四腔切面

(二)腹部超声图像检查方位识别方法

1.纵切面

超声图像左侧代表患者头侧;超声图像右侧代表患者足侧;超声图像上方代表患者腹侧;超声图像下方代表患者背侧。

2.横切面

超声图像左侧代表患者右侧;超声图像右侧代表患者左侧;超声图像上方代表患者腹侧;超声图像下方代表患者背侧。

四、超声图像回声强度

人体不同的组织器官,其结构也不尽相同。由于人体组织器官声学特征阻抗的差异,其对介质分界面上的超声传播特征有重要影响。入射超声穿过不同声学界面时,有的界面回声强,有的界面回声弱,这都是由界面两边介质的声阻抗差决定的。病理情况下,病变组织声阻抗值的变化,会引起回声的相应变化。

超声图像回声强度的分级标准尚未完全统一。参考国内外超声著作和沿用多数超声医学工作者的习惯,一般将超声图像回声强度分为四级,即强回声或高回声、等回声、弱回声或低回声、无回声。

(一)强回声或高回声

根据超声图像显示的具体需要,可将强回声是否伴有声影分别加以描述。

1.强回声伴有声影

例如,胸膜肺组织(边缘模糊声影)、典型的胆结石(边缘清晰声影)。

2.强回声伴有可疑声影

例如,肾脏小结石、前列腺小结石、肝内胆管结石。

3.强回声不伴有声影

如实质性器官的包膜、心脏的内膜及瓣膜、囊肿壁、肝脏小血管瘤、肾脏集合系统等。

(二)等回声

肝脏及脾脏的实质、甲状腺实质、睾丸实质、心肌、子宫肌壁等。

(三)低回声(弱回声)

此类回声根据超声图像显示的特别需要,也可将弱(低)回声强度分别加以描述。

1.较弱回声或较低回声

例如,皮下脂肪。

2.极低回声或微弱回声

例如,心腔、血管腔内的血液。

(四)无回声

正常的胆汁、尿液;病理情况下的胸腔积液、腹水等。

上述超声图像回声强度分级结合图像特点适当描述的方法,基本上可以满足临床超声诊断需要。应当指出,强与弱是对应的,高与低是对应的,这只是习惯使用的方法。但是,所谓的强回声与弱回声不可看成绝对的或者一成不变的。由于界面两边介质的声阻抗差决定回声强度,同一病变的回声可以不同。例如,胆囊结石的回声就有多种表现,典型的胆囊结石表现为强回声伴声影;但当胆囊萎缩,腔内充满结石时,由于缺乏胆汁与结石界面反射,结石回声显示欠清晰却伴有声影;部分胆囊结石回声表现较强或较弱,后方不伴声影。胆囊结石回声表现多样性与结石成分密切相关。

五、超声图像回声强度的一般规律

(一)正常组织器官回声强度顺序

颅骨＞肾窦＞胰腺＞肝脏、脾脏＞肾脏皮质＞肾椎体＞脂肪＞血液＞胆汁、尿液。部分组织器官回声强度因个体差异或不同年龄有所不同,例如,儿童的胰腺回声较成人的回声弱。

(二)良性病变回声强度

结石、钙化＞纤维化病变＞瘢痕组织＞肝血管瘤、肾错构瘤＞新鲜血肿、静脉血栓形成＞乳腺腺瘤、甲状腺腺瘤、肝腺瘤＞子宫肌瘤＞囊肿合并感染或出血＞单纯囊肿。

(三)恶性病变回声强度

(1)癌＞肉瘤＞淋巴瘤。

(2)硬癌＞鳞癌＞基底细胞癌＞移行上皮癌＞腺癌。

(3)骨肉瘤＞纤维肉瘤＞横纹肌肉瘤＞血管肉瘤＞脂肪肉瘤。

超声图像回声强度取决于多种因素,当声束与界面垂直时,回声会最强;当声束与界面发生倾斜时,则回声明显减弱。因此,界面回声反射强度具有很强的角度依赖性和易变性。另外,超声仪器的性能、探头的分辨力、时间增益补偿的调节、超声伪像等因素均可影响回声强度。因此,超声图像回声强度的规律仅供读者参考。

六、不同组织器官的超声图像分析方法

超声已广泛用于人体各部位的检查与疾病诊断,不论浅表组织器官,还是内脏组织器官,均有其各自的超声图像特点、规律及特异性。因此,要求超声医学工作者对每一正常组织器官的超声图像有一个立体的空间构思,熟练掌握超声切面解剖图像的特点和规律,是判断该部位组织器官是否正常或病理改变的重要依据,也是临床超声诊断的重要基础。

(一)心脏超声图像分析

对于超声图像分析,建立一个立体的空间构思非常重要。应从外向内(心包至心腔),从心底至心尖,从左向右进行超声图像分析。

1.二维超声心动图

二维超声在所有超声检查技术中是最基础、最重要的检查方法,也就是说所有的超声技术均以二维超声为基础。例如,M型超声局部测量、频谱多普勒超声测量血流速度及彩色多普勒观察局部血流等技术均在二维超声基础上实现。

二维超声可系统地了解心脏形态、空间方向、解剖结构、大静脉与心房连接、心房与心室连接、心室与大动脉之间的连接关系、大血管内径、房室腔大小、瓣膜及附属器结构、室壁运动情况、心腔回声等。通常心脏二维超声常用5个切面,即胸骨左缘左室长轴切面、胸骨左缘左室短轴切面、心尖四腔切面、心尖二腔切面、剑下四腔切面,但要根据实际情况具体应用,可对各切面进行移行追踪检查,以达到诊断目的。

(1)心脏扩大:①全心扩大型,包括扩张型心肌病;急性或慢性心力衰竭;风湿性心脏瓣膜病;心肌梗死并发心包积液;心肌梗死合并高血压心脏病;房间隔缺损和室间隔缺损;房间隔缺损合并动脉导管未闭等。②左心扩大型,包括主动脉瓣关闭不全;二尖瓣关闭不全;动脉导管未闭;室间隔缺损;二尖瓣狭窄合并主动脉瓣关闭不全;主动脉瓣狭窄合并二尖瓣关闭不全;动脉导管未闭合并室间隔缺损等。③右心扩大型,包括房间隔缺损;三尖瓣关闭不全;三尖瓣下移畸形;肺动脉瓣关闭不全;瓦氏窦瘤破裂;法洛四联症;法洛三联症;房间隔缺损合并肺动脉高压;房间隔缺损合并肺静脉畸形引流等。

(2)主动脉骑跨:①法洛四联症;②法洛五联症;③右室双出口;④永存动脉干;⑤大血管转位;⑥假性动脉干;⑦巨大室间隔缺损。

(3)心室肥厚:①左室肥厚,包括肥厚型心肌病;限制型心肌病;高血压心脏病;主动脉瓣狭窄;主动脉瓣下和瓣上狭窄;主动脉狭窄;主动脉弓离断。②右室肥厚,包括肺动脉瓣狭窄;肺动脉高压(原发性,继发性);法洛四联症;法洛五联症;法洛三联症。

(4)室间隔回声中断:常见于各种类型的室间隔缺损,少见于心肌梗死并发室间隔穿孔及外伤。

(5)房间隔回声中断:常见于各种类型的房间隔缺损、卵圆孔未闭、心脏介入手术。

(6)室壁运动异常:①室壁节段性异常,常见于缺血性心脏病,少见于心肌炎;②室壁普遍一致运动异常,扩张型心肌病、心力衰竭。

(7)心腔内异常回声:①心脏肿瘤;②血栓形成。

(8)瓣膜回声异常:①风湿性心脏瓣膜病;②先天性心脏瓣膜病;③退行性心脏瓣膜病;④赘生物。

2.频谱多普勒

(1)二尖瓣口血流异常:取样容积置于二尖瓣口,出现舒张期湍流频谱为二尖瓣狭窄,出现收缩期湍流频谱为二尖瓣关闭不全。

(2)主动脉瓣口血流异常:取样容积置于主动脉瓣口,显示收缩期湍流频谱为主动脉瓣口、瓣上或瓣下狭窄,显示舒张期湍流频谱为主动脉瓣关闭不全。

(3)肺动脉瓣口血流异常:取样容积置于肺动脉瓣口,显示收缩期湍流频谱为肺动脉瓣狭窄、右室流出道狭窄,显示舒张期湍流频谱为肺动脉瓣关闭不全。

(4)三尖瓣口血流异常:取样容积置于三尖瓣口,显示舒张期湍流频谱为三尖瓣狭窄,显示收缩期湍流频谱为三尖瓣关闭不全。

(5)心内血流异常:取样容积置于室间隔的右室侧,出现收缩期湍流频谱为室间隔缺损;取样容积置于房间隔的右房侧,出现舒张期湍流频谱为房间隔缺损;取样容积置于心室腔内,显示以舒张期为主的双期湍流频谱考虑为冠状动脉瘘。

(6)肺动脉腔内血流异常:取样容积置于肺动脉内,双期湍流频谱为动脉导管未闭、主-肺间隔缺损。

3.彩色多普勒

(1)二尖瓣口彩色血流异常:于舒张期显示二尖瓣口通过五彩镶嵌样血流为二尖瓣狭窄,于收缩期显示二尖瓣口反流束为二尖瓣关闭不全。

(2)主动脉瓣口彩色血流异常:于收缩期显示主动脉瓣口通过五彩镶嵌样血

流为主动脉瓣狭窄,于舒张期显示主动脉瓣口五彩镶嵌样反流束为主动脉瓣关闭不全。

(3)肺动脉瓣口彩色血流异常:于收缩期显示肺动脉口通过五彩镶嵌样血流为肺动脉瓣狭窄或右室流出道狭窄,于舒张期显示肺动脉瓣口五彩镶嵌样反流束为肺动脉瓣关闭不全。

(4)三尖瓣口血流异常:于舒张期显示三尖瓣口通过五彩镶嵌样血流为三尖瓣狭窄,于收缩期显示三尖瓣口反流束为三尖瓣关闭不全。

(5)心内彩色血流异常:于收缩期在心室内显示左向右分流的五彩镶嵌血流束为室间隔缺损,于舒张期在心房内显示左向右分流的轻度镶嵌血流束为房间隔缺损。于舒张期为主双期在心室内显示五彩相间湍流信号,应考虑冠状动脉瘘。

(6)肺动脉内彩色血流异常:于收缩期、舒张期肺动脉内均可显示五彩镶嵌的血流束,如果血流束始于肺动脉分叉处为肺动脉导管未闭;如果血流束始于肺动脉根部为主-肺间隔缺损。

(二)实质性器官的超声图像分析

典型的实质性器官主要是肝脏、脾脏、肾脏等。它们具有各自的超声图像特点和规律,现以肾脏为例进行超声图像分析。

1.肾脏位置异常

异位肾(盆腔肾)。

2.肾脏增大

急性肾炎、肾积水、多囊肾、肾脏肿瘤、肾脏代偿性肥大、肾脏结核。

3.肾脏缩小

慢性肾功能衰竭(慢性肾衰竭)、肾动脉狭窄、肾脏发育不全。

4.肾脏畸形

肾脏缺如(孤立肾)、重复肾、马蹄肾。

5.肾脏皮质与肾窦区比例失调

慢性肾衰竭、肾动脉狭窄、肾积水。

6.肾脏内部回声异常

(1)强回声:①肾脏结石;②钙化;③肾脏血管平滑肌脂肪瘤。

(2)等回声:肾细胞癌。

(3)低回声:①肾盂癌;②肾母细胞瘤;③肾脏结核;④肾脓肿;⑤肾梗死。

(4)无回声:①肾囊肿;②多囊肾;③肾积水。

7.肾脏血流异常

(1)肾实质彩色血流充盈减少:①慢性肾衰竭;②肾动脉狭窄;③肾结核;④肾脏发育不全。

(2)肾肿物周边及内部动静脉血流丰富:肾细胞癌。

(3)肾肿物周边及内部动静脉显示低血流信号:肾盂癌。

(4)肾肿物内部显示点状血流信号:肾血管平滑肌脂肪瘤。

(5)肾肿物内部显示无血流信号:①囊肿;②肾脓肿。

(6)肾动脉或肾段动脉显示五彩镶嵌血流:肾动脉狭窄或肾段动脉狭窄。

8.肾实质回声增强伴不均质改变

慢性肾衰竭、肾动脉硬化。

9.肾内异常区后方回声

肾结石后方伴声影、肾囊肿及多囊肾后方回声增强、肾血管平滑肌脂肪瘤后方回声明显衰减、肾细胞癌后方回声无明显衰减。

10.毗邻组织器官

肾上极异常回声与肾上腺的关系;肾门部、主动脉旁及下腔静脉周围有无淋巴结肿大;下腔静脉及肾静脉是否阻塞。

(三)含液性器官的超声图像分析

胆囊与膀胱是典型的含液性器官。以胆囊为例进行超声图像分析。

1.胆囊位置异常及畸形

胆囊位置异常及畸形(先天性胆囊异常)常见于:①右后位胆囊;②肝内胆囊;③分隔胆囊;④双胆囊;⑤小胆囊;⑥大胆囊;⑦胆囊折叠。

2.胆囊增大

胆囊增大常见于:①急性胆囊炎;②慢性胆囊炎急性发作;③胆总管梗阻(结石、肿瘤、外压、奥迪括约肌狭窄、炎性水肿等);④胆囊管梗阻(结石、闭塞、扭转、肿瘤等);⑤胆囊管综合征;⑥先天性增大;⑦长时间禁食;⑧药物影响。

3.胆囊缩小

胆囊缩小常见于:①慢性胆囊炎;②胆囊颈管梗阻;③先天性小胆囊;④残留胆囊管(胆囊切除术);⑤餐后胆囊;⑥急性肝炎;⑦药物影响。

4.胆囊壁增厚

胆囊壁增厚常见于:①急性胆囊炎;②慢性胆囊炎;③胆囊腺肌症;④胆囊癌(厚壁性);⑤胆囊良性肿瘤(腺瘤,血管瘤,纤维瘤,息肉);⑥胆囊血管疾病;⑦胆囊扭转;⑧重症肝炎;⑨肝硬化腹水;⑩胰腺炎;⑪慢性肾衰竭;⑫低蛋白血症;

⑬右心功能不全;⑭心包疾病;⑮正常胆囊收缩。

5.胆囊内回声异常

(1)胆囊无回声:①胆囊萎缩;②胆囊腔充满结石;③餐后胆囊。

(2)胆囊内强回声。①胆囊结石:典型的胆囊结石为胆囊内强回声光团+声影+可移动;不典型的胆囊结石表现为腔内充满结石,即囊壁-结石-声影三联征(WES征);胆囊颈管部哈氏囊内小结石,胆囊泥沙样结石及胆囊壁内结石;②胆道出血;③寄生虫:如蛔虫、华支睾吸虫;④气体。

(3)胆囊内等回声:①胆固醇息肉;②炎性息肉。

(4)胆囊内弱回声:①胆囊癌;②胆囊腺瘤。

6.胆囊壁回声中断

胆囊癌;胆囊穿孔。

7.胆囊肿物彩色血流表现

(1)肿块内显示丰富的血流信号:胆囊癌(实块型)。

(2)肿块内显示血流信号:①胆囊癌(蕈块型,厚壁型);②胆囊腺瘤;③胆囊腺肌增生症。

(3)肿块内显示无血流信号:①胆囊壁息肉;②炎性息肉;③胆囊腔内充满胆泥。

8.毗邻组织器官

毗邻组织器官:①肝门部胆管是否阻塞;②肝内胆管是否扩张;③肝实质是否受侵犯和肝内是否有转移病灶;④门静脉是否阻塞;⑤肝门部淋巴结是否肿大。

(四)浅表小器官的超声图像分析

甲状腺、腮腺、颌下腺、乳腺、阴囊、阴茎、浅表淋巴结等小器官,均有各自的图像特点及规律。以甲状腺为例进行超声图像分析。

1.甲状腺解剖变异

甲状腺解剖变异常见:①一叶体积增大或另一叶体积减小;②锥体叶甲状腺;③甲状腺异位于颈侧;④胸骨上窝甲状腺;⑤胸骨后甲状腺。

2.甲状腺增大

甲状腺增大常见于:①甲状腺炎(急性化脓性甲状腺炎,亚急性甲状腺炎,慢性淋巴细胞性甲状腺炎);②甲状腺功能亢进(毒性甲状腺肿);③结节性甲状腺肿;④单纯性甲状腺肿;⑤甲状腺肿瘤(单侧或双侧)。

3.甲状腺缩小

甲状腺缩小常见于:①甲状腺功能减退(黏液性水肿,侏儒症等);②甲状腺放疗术后;③甲状腺手术切除术后。

4.甲状腺内部回声异常

(1)甲状腺内部强回声:①乳头型甲状腺瘤;②甲状腺瘤伴钙化;③甲状腺转移癌;④甲状腺急性出血。

(2)甲状腺内部等回声:①甲状腺腺瘤;②急性化脓性甲状腺炎脓肿形成。

(3)甲状腺内部弱(低)回声:①急性化脓性甲状腺炎、亚急性甲状腺炎;②甲状腺囊腺瘤或腺瘤囊性变;③甲状腺血肿;④甲状腺梗死;⑤甲状腺局部增生结节;⑥甲状腺癌;⑦滤泡型甲状腺瘤;⑧甲状腺转移癌。

(4)甲状腺内部无回声:①甲状腺囊肿;②甲状腺癌坏死液化;③急性化脓性甲状腺炎(脓肿形成);④急性血肿。

5.甲状腺内部血流异常

(1)甲状腺内部血流异常丰富:①甲状腺功能亢进;②慢性淋巴细胞性甲状腺炎。

(2)甲状腺局部血流丰富:①甲状腺癌;②甲状腺高功能腺瘤;③亚急性甲状腺炎。

(3)甲状腺局部血流不丰富:①甲状腺腺瘤;②结节性甲状腺肿。

(4)甲状腺局部无血流:①甲状腺囊肿;②甲状腺血肿;③甲状腺梗死。

6.毗邻组织器官

毗邻组织器官:①甲状旁腺位置、大小及形态、内部回声;②涎腺的大小、形态、内部回声;③颈部淋巴结大小、形态、内部回声及血流情况。

(五)浅表组织和器官的超声图像分析

皮肤、皮下组织、肌肉和骨骼等浅表组织和器官,均有各自的图像特点及规律。以皮肤为例进行超声图像分析。

1.皮肤的组成

表皮层(复层扁平上皮);真皮层(位于表皮的深层,是致密的纤维层)。

2.局部皮肤增厚

炎症、水肿;外伤性血肿;各种良、恶性皮肤肿物。

3.皮肤回声异常

(1)皮肤囊肿:①病变位于皮肤层;②病变内部多为无回声区,也可呈均匀的较强回声,其回声强度与囊内容物有关;③病变边界清晰、光滑,形态呈圆形或椭圆形,多为单发;④无回声区后方可显示回声增强,可伴有侧方声影。

(2)皮肤纤维瘤:①病变位于真皮层结缔组织;②病变内部呈中强回声,回声分布均匀;③病变形态呈圆形,边界清晰且光滑;④探头加压后病变形态无明显变化;⑤病变后方回声可增强。

(3)皮肤海绵状血管瘤:①病变一般在真皮内发展,后期也可累及表皮;②病变通常为含小腔的混合结构;③病变内部呈低回声或无回声区,也可显示强回声光带分隔;④病变形态呈圆形、扁平形或不规则形,其边界尚清晰、规整;⑤探头加压后病变可有变形。

(4)皮肤淋巴管瘤:①病变通常在表皮层,也常扩展到皮下组织;②来源于淋巴系统的肿瘤,多数可能是错构瘤性畸形;③病变内部为混合性回声,无回声区伴有强回声分隔光带;④淋巴管扩张所致囊腔比较大,多房性,房腔相互连通;⑤瘤壁较薄且清晰;⑥探头加压后病变可有变形。

(5)皮肤黑痣:①病变源于表皮及真皮交界处的黑色素细胞;②病变内部回声呈低回声,回声分布不均匀;③病变形态呈圆形,其边界清楚;④异常区后方可产生声影;⑤探头加压后病变形态无变化。

(6)皮肤黑色素瘤:①病变源于表皮与真皮交界处的黑色素细胞;②病变内部呈低回声区,回声分布不均匀;③病变两侧边缘常不光滑,而基底部尚能与强回声的真皮相区别;④溃疡型或疣状型的肿物,显示入射回声中断,其后缘轮廓显示不清;⑤探头加压后,异常回声的形态无变化。

(7)皮肤癌:①病变起源于表皮层的基底细胞的肿物;②病变内部呈低回声区,回声分布不均匀;③肿物边界尚清楚。

(8)皮肤纤维肉瘤:①病变起源于真皮的恶性肿瘤;②病变内部呈低回声区,回声分布不均匀;③肿物边界欠清晰,形态不规则。

(9)钙化上皮瘤:①病变位于真皮层;②病变内部呈低回声区,回声分布不均匀;③肿物与周围真皮分界清楚。

(10)皮肤血肿:①多有外伤史,造成皮下组织损伤;②病变大小不等,内部呈低回声区,回声分布尚不均匀;③形态多为椭圆形,与周围分界清楚;④探头加压可有压痛及变形。

4.皮肤局部血流异常

(1)彩色多普勒血流成像显示病变内血流较丰富:①皮肤纤维瘤;②皮肤黑色素瘤;③海绵状血管瘤。

(2)彩色多普勒血流成像显示病变内血流不丰富:①皮肤纤维瘤;②皮肤淋

巴管瘤;③皮肤黑痣;④皮肤癌。

(3)彩色多普勒血流成像显示病变内无血流信号:①皮肤囊肿;②钙化上皮瘤;③皮肤血肿。

5.毗邻组织器官

毗邻组织器官:①皮肤病变与皮下组织关系;②皮肤病变与肌肉组织关系;③浅表淋巴结是否异常。

(六)子宫、附件的超声图像分析

子宫、附件在妇科及产科有着各自不同的图像特点及规律,以妇科子宫为例进行超声图像分析。

1.子宫畸形

子宫畸形(先天发育异常)常见于:①先天性无子宫;②始基子宫;③幼稚子宫;④双子宫;⑤双角子宫;⑥单角子宫;⑦鞍形子宫;⑧纵隔子宫。

2.子宫增大

子宫增大常见于:①子宫肌瘤;②子宫腺肌瘤;③子宫内膜癌;④子宫腔内积血。

3.子宫缩小

子宫缩小常见于:①子宫生理性萎缩(绝经后改变);②幼稚子宫。

4.子宫内部回声异常

(1)子宫肌瘤:子宫肌瘤回声可表现为等回声、弱(低)回声,如肌瘤钙化时可出现环状强回声、弥漫性点状或片状强回声伴有声影。

(2)子宫腺肌症:异位的子宫内膜弥散于整个子宫肌层,也可发生于子宫某一局部,表现为多个弱(低)回声异常区,无包膜回声。

(3)子宫内膜癌:早期可显示部分子宫内膜回声增强,或分布不均匀的低回声;中、晚期可显示增强的分布不均匀的点、带、团状回声。随着病情的发展,子宫内膜增厚,边缘不规则,回声强弱不等。

(4)子宫颈癌:早期无明显形态变化等,中晚期显示宫颈不规则增大,表现为不规则的强回声及低(弱)回声,回声分布不均匀。

(5)子宫腔内积血:子宫腔内显示不规则的无回声及点状强回声。

5.子宫内部血流异常

(1)彩色多普勒血流成像显示病变内血流丰富:①子宫颈癌;②子宫肌瘤(弱回声)。

(2)彩色多普勒血流成像显示病变内血流较丰富:①子宫内膜癌;②子宫腺

肌瘤;③子宫肌瘤(等回声)。

(3)彩色多普勒血流成像显示病变内无血流信号:①子宫腔内积血;②子宫肌瘤(强回声)。

6.毗邻组织器官

附件的大小、形态及内部回声情况;盆腔淋巴结是否异常;盆腔是否有无回声区。

(七)外周血管的超声图像分析

心脏及大血管以外的动脉、静脉均为外周血管。各个部位的血管之间、动脉及静脉之间均有其各自的超声图像特点、规律及特异性。现以下肢深静脉为例进行超声图像分析。

1.下肢深静脉扩张

右心衰竭;下肢深静脉瓣膜功能不全或缺损;急性静脉血栓形成;缩窄性心包炎。

2.下肢深静脉狭窄

不完性静脉血栓形成;各种原因的外压性静脉狭窄。

3.下肢深静脉腔内异常回声

(1)腔内显示中强回声:慢性静脉血栓形成。

(2)腔内显示中低回声:①亚急性静脉血栓形成;②急性静脉血栓形成。

(3)腔内显示低回声:①急性静脉血栓形成(早期新鲜血栓);②下肢深静脉瓣膜功能不全。

4.横切面扫查探头加压时管腔情况

(1)静脉腔不能被完全压瘪:①急性静脉血栓形成;②慢性静脉血栓形成。

(2)静脉腔部分压瘪:①静脉壁增厚;②静脉扩张明显,探头加压力量不够。

5.下肢深静脉内彩色血流异常

(1)异常回声处彩色血流成像显示不充盈:完全性急性静脉血栓形成。

(2)异常回声处彩色血流成像显示充盈缺损:不完全性急性静脉血栓形成。

(3)异常回声处彩色血流成像显示贴边血流通过:亚急性静脉血栓形成。

(4)异常回声处彩色血流成像显示血流不规则变细,并显示侧支建立:慢性静脉血栓形成。

(5)彩色血流成像显示腔内血流缓慢:①静脉腔扩张;②静脉瓣膜关闭不全。

(6)彩色血流成像显示腔内五彩血流:①不完全性静脉血栓形成;②静脉炎;③外压性静脉狭窄。

6.瓦氏(Valsalva)试验

(1)Valsalva 试验反应消失或减弱:完全性或不完全性静脉血栓形成。

(2)Valsalva 试验显示反流:下肢深静脉瓣膜功能不全。

7.毗邻组织器官

下肢深静脉血栓形成注意检查下腔静脉、右房、右室及肺动脉;外压性静脉狭窄注意检查病变周围有无异常回声;检查下肢浅表静脉。

第二章

消化系统超声诊断

第一节　肝囊性病变

一、肝囊肿

(一)病理与临床表现

非寄生虫性肝囊肿发病率为 $1.4\%\sim5.3\%$，女性发病多于男性，分为先天性和后天性两类。一般所指的肝囊肿为先天性肝囊肿，又称真性囊肿。多数学者认为其发病原因是在胚胎发育期，肝内局部胆管或淋巴管因炎症上皮增生阻塞，导致管腔分泌物潴留，逐步形成囊肿；或因肝内迷走胆管与淋巴管在胚胎期的发育障碍所致。

1.病理类型

肝囊肿的病理类型分为血肿和退行性囊肿、皮样囊肿、淋巴囊肿、内皮细胞囊肿、潴留性囊肿和囊性肿瘤。囊肿呈卵圆形、壁光滑，囊腔为单房或多房性。体积大小相差悬殊，小者囊液仅数毫升，大者含液量可达 1 000 mL 以上。囊液清亮，呈中性或碱性，有的可含有胆汁。囊肿周围的肝实质常见压迫性萎缩。其并发症包括感染、坏死、钙化和出血。

2.临床表现

囊肿较小者可长期甚至终身无症状。随着囊肿的逐渐增大，可出现邻近脏器的压迫症状，上腹部不适、饱胀，甚至隐痛、恶心与呕吐。亦可出现上腹部包块，肝大、腹痛和黄疸。囊肿破裂、出血、感染时出现相应的症状、体征。

(二)超声影像学表现

(1)典型肝囊肿声像图特点为:肝实质内圆形或卵圆形无回声区;包膜光整,壁薄光滑,呈高回声,与周围肝组织边界清晰;侧壁回声失落,后壁及后方回声增高(图 2-1)。

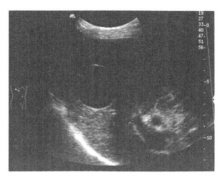

图 2-1 肝囊肿声像

(2)多房性者表现为囊腔内纤细的条状分隔;体积较大囊肿合并感染出血时,囊腔内出现弥漫性点状弱回声,亦可分层分布,变动体位时回声旋动,囊壁可增厚,边缘不规则。

(3)囊肿较小者肝脏形态大小及内部结构无明显改变。较大者可引起肝轮廓增大,局部形态改变;肝组织受压萎缩;周边血管及胆管可呈压迫征象,囊肿巨大时可造成相邻器官的推挤征象。

(4)彩色多普勒血流成像:囊肿内部无血流信号显示,囊肿较大周边血管受压时可出现彩色血流,速度增快。

(三)鉴别诊断

1.正常血管横截面

正常血管横截面虽呈圆形无回声区,但后方增高效应不明显,变换扫查角度则表现为管状结构,彩色多普勒血流成像显示彩色血流,即可与囊肿区别。

2.肝癌液化

具有分泌功能的腺癌肝转移及原发性肝癌液化,可为单个液区,亦可为不规则状无回声区,其中常有组织碎片和细胞沉渣产生的斑点状回声,外周为厚而不规则的实质性结构,可与肝囊肿鉴别。

3.肝棘球蚴病

肝棘球蚴病单纯囊型与肝囊肿单凭声像图区别有一定困难,除前者立体感较强,壁较单纯性囊肿厚外,还应结合患者有疫区居住史,棘球蚴病皮试或间接免疫荧光抗体试验(IFAT)鉴别。

4.腹部囊性肿块

巨大孤立性肝囊肿应注意与肠系膜囊肿、先天性胆总管囊肿、胆囊积水、胰腺囊肿、肾囊肿、右侧肾积水及卵巢囊肿等鉴别。

二、多囊肝

(一)病理与临床表现

多囊肝是一种先天性肝脏囊性病变,具家族性和遗传性。由于胚胎时期发育过剩的群集小胆管的扩张所致。常并发肾、脾、胰等内脏器官多囊性改变。囊肿在肝内弥漫分布、大小不一,直径仅数毫米至十几厘米,绝大多数累及全肝,有的可仅累及某一肝叶。囊壁菲薄,囊液清亮或微黄,囊肿之间的肝组织可以正常。

临床表现:多数患者无症状,可在 35～50 岁出现体征,部分患者可伴肝区痛、黄疸、肝大及扪及右上腹包块。

(二)超声影像学表现

(1)肝脏体积普遍增大,形态不规则,肝包膜凸凹不平似波浪状。

(2)肝实质内布满大小不等的圆形或类圆形无回声区,其大小相差悬殊,较大者囊壁薄而光滑,后方回声增高,囊肿之间互不连通。实质内微小囊肿壁则呈"等号"状高回声。严重者肝内正常管道结构及肝实质显示不清(图 2-2)。

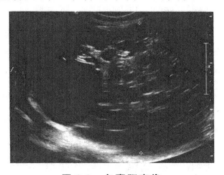

图 2-2 多囊肝声像

(3)轻型多囊肝,显示肝内有较多数目的囊肿回声,直径大小以 2～5 cm 多见,肝脏轻至中度肿大,形态无明显改变,肝内管道结构可以辨认,囊肿间可有正常肝组织显示。

（4）肾脏或脾脏可有相应的多囊性声像图表现。

（三）鉴别诊断

1.多发性肝囊肿

多发性肝囊肿与较轻的多囊肝不易区别，可试从以下几点鉴别：①多发性肝囊肿为单个散在分布，数目较少；②肝大不如多囊肝明显，囊肿之间为正常肝组织；③不合并其他脏器的多囊性病变。

2.先天性肝内胆管囊状扩张症

其为节段性肝内胆管囊状扩张，显示肝区内大小不等的圆形或梭形无回声区，与多囊肝的鉴别点：①扩张的肝内胆管呈囊状或柱状，追踪扫查可见无回声区相互沟通；②无回声区与肝外胆管交通，且常伴胆总管的梭形扩张；③多有右上腹痛、发热及黄疸病史；④必要时行超声导向穿刺及造影检查可以确诊。

3.先天性肝纤维化

先天性肝纤维化多见于婴幼儿，有家族遗传倾向，可合并肝内胆管扩张和多发性囊肿。声像图显示肝脏除囊性无回声区外，其余部分肝实质呈肝硬化表现；脾大及门脉高压表现。

三、肝脓肿

（一）病理与临床表现

肝脓肿可分为细菌性肝脓肿和阿米巴肝脓肿两类。

1.细菌性肝脓肿

最常见的病原菌是大肠埃希菌和金黄色葡萄球菌，其次为链球菌，有些则为多种细菌的混合感染。主要感染途径为：①胆管系统梗阻和炎症；②门静脉系统感染；③败血症后细菌经肝动脉进入肝脏；④肝脏周围临近部位和脏器的化脓性感染，细菌经淋巴系统入肝；⑤肝外伤后感染；⑥隐源性感染，约30%的患者找不到原发灶，可能为肝内隐匿性病变，当机体抵抗力减弱时发病，有报道此类患者中约25%伴有糖尿病。

化脓性细菌侵入肝脏后，引起炎性反应，可形成散在的多发性小脓肿；如炎症进一步蔓延扩散，肝组织破坏，可融合成较大的脓肿。血源性感染者常为多发性，病变以右肝为主或累及全肝；感染来自胆管系统的脓肿多与胆管相通，为多发性，很少出现较大的脓肿或脓肿穿破现象；肝外伤后血肿感染和隐源性脓肿多为单发性。如肝脓肿未得到有效控制，可向膈下、腹腔、胸腔穿破。

2.阿米巴性肝脓肿

由溶组织阿米巴原虫引起,是阿米巴疾病中最常见的肠外并发症之一。阿米巴原虫多经门静脉进入肝脏,于门静脉分支内发生栓塞,引起局部组织缺血、坏死,同时产生溶组织酶,造成局部肝细胞的溶解破坏,形成多个小脓肿,进而相互融合形成较大的脓肿。病变大多为单发性,90%以上发生于肝右叶,并以肝顶部为多。脓肿可向横膈、胸膜腔、气管内浸润、破溃,造成膈下、胸腔及肺脓肿。

临床表现:多见于青壮年男性,患者出现发热、寒战,呈弛张热型,肝区疼痛及胃肠道反应症状。体质虚弱、贫血,部分患者出现黄疸、肝脏肿大、右侧胸壁饱满、肋间隙增宽、触痛等。

(二)超声影像学表现

肝脓肿的病理演变过程,反映在声像图上可有以下表现。

(1)肝脓肿早期:病灶区呈炎性反应,充血水肿、组织变性坏死尚未液化。肝实质内显示一个或多个类圆形或不规则状低回声或回声增高团块;与周围组织边界清楚,亦可模糊不清;肝内血管分布可以无明显变化;彩色多普勒血流成像可显示内部有点状或条状搏动性彩色血流,脉冲多普勒(PD)呈动脉血流,阻力指数(RI)≤0.55(图2-3)。

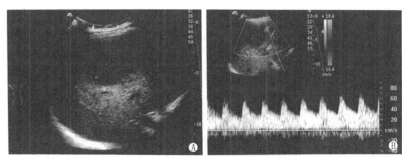

图2-3 细菌性肝脓肿声像

A.肝右叶低回声不均质团块;B.彩色多普勒血流成像显示条状血流,PD测及动脉血流频谱,RI≤0.55

(2)脓肿形成期:坏死组织液化脓肿形成,显示肝实质内囊性肿块。壁厚而不均匀,内壁粗糙如虫蚀状;脓液稀薄时呈无回声,伴有稀疏细小点状强回声;较大脓腔未完全融合时,有不规则间隔;脓液黏稠含有坏死组织碎片无回声区内出现密集细小点状强回声,其中散在不规则斑片状或索带状回声,并随体位改变旋动,伴有产气杆菌感染时,脓腔前壁后方有气体高回声;

脓肿后方回声增高。

（3）慢性肝脓肿壁显著增厚，内壁肉芽组织增生，无回声区缩小，脓腔内坏死组织积聚，表现为类似实质性的杂乱高回声。脓肿壁钙化时，呈弧形强回声，后伴声影。

（4）伴随征象：肝脏局部肿大或形态改变，脓肿靠近膈面时，可致膈肌局限性抬高，活动受限；或出现右侧胸腔积液；脓肿周围管状结构受压移位；感染源自胆管者可发现胆管阻塞和感染的相应表现。

（三）鉴别诊断

1.不同类型肝脓肿的鉴别

细菌性肝脓肿与阿米巴肝脓肿的治疗原则不同，两者应予鉴别，阿米巴肝脓肿起病常较缓慢，大多有痢疾或腹泻史。脓肿常为单个，体积较大，多位于右肝膈顶部。脓液呈巧克力色，可找到阿米巴滋养体，可与细菌性肝脓肿鉴别。

2.肝癌

肝脓肿早期未液化时呈实质性回声，与肝细胞癌的表现类似。但后者外周可有完整的低回声晕环绕，彩色多普勒血流成像检测出动脉血流。肝脓肿形成后应与转移性肝肿瘤相区别，腺癌肝脏转移灶多呈"牛眼"征，液化区后方回声不增高或出现衰减。同时应结合临床资料，并在短期内随访观察做出鉴别，必要时应做超声导向穿刺细胞学及组织学检查。

肝内透声性较强的转移性肿瘤，如淋巴瘤、平滑肌肉瘤等可与脓肿混淆。鉴别主要依靠病史、实验室检查和诊断性穿刺。

3.其他肝脏占位病变

肝脓肿液化完全、脓液稀薄者需与肝囊肿鉴别。肝囊肿壁薄而光滑，侧壁回声失落；肝包虫囊肿内有条状分隔及子囊，边缘可见钙化的强回声及声影；肝脓肿壁较厚，内壁不整，声束散射回声无方向依赖，囊壁显示清晰。同时病史亦完全不同。

4.胰腺假性囊肿

较大的胰腺假性囊肿可使肝左叶向上移位，易误诊为肝脓肿。应多切面扫查，判断囊肿与周围脏器的关系，并让患者配合深呼吸，根据肝脏与囊肿运动不一致的特点做出鉴别。

第二节 原发性肝癌

一、病理与临床表现

原发性肝癌以非洲东南部和东南亚为高发地区;我国多见于东南沿海,是国内三大癌症之一。好发年龄为 40～50 岁,男性明显多于女性。病因未完全明了,但流行病学和实验室研究均表明,其主要与乙型肝炎病毒感染、黄曲霉毒素和饮水污染有关。1979 年,我国癌变病理协作组在 Eggel 和 Nakashima 等分类基础上,结合我国的情况和经验,制定了原发性肝细胞性肝癌(HCC)的病理分型和诊断标准。①弥漫型:指癌组织或癌小结节弥漫分布于肝左右叶,多见于重型肝硬化后期。②块状型:癌块直径在 5 cm 以上,超过 10 cm 者为巨块型。此型有 3 个亚型:单块状型、融合块状型、多块状型。③结节型:癌结节最大直径不超过 5 cm,有单结节型、融合结节型、多结节型 3 个亚型。④小癌型:单个癌结节最大直径＜3 cm,或多个癌结节不超过 2 个,相邻两个癌结节直径之和在 3 cm以下。

1984 年,日本 Okuda 根据肝癌的生长方式、肝病背景及生物学标准,提出一种新的大体病理分类法,主要分为两个基本类型:膨胀型和播散型。膨胀型癌肿边界清楚,有纤维包膜形成,肿瘤压迫周围肝实质,该型可分为类硬化、假腺瘤及纤维硬化 3 种亚型。播散型系癌肿边界不清楚者,可分为类硬化和浸润 2 种亚型。

1987 年,日本的 Kojiro 和 Nakashima 根据肝癌生长方式的差异并注意到肿瘤包膜、肝硬化及门静脉癌栓的情况,做了如下分类。①浸润型:肿瘤边界模糊不清,多不伴肝硬化,大小不一的病灶相互融合形成大的病灶。②膨胀型:肿瘤边界清楚,有纤维包膜,常伴肝硬化,又可分为单结节和多结节两个亚型。前者瘤界分明,伴肝硬化者有明显纤维包膜,无硬化者包膜多不明显。主瘤旁可有"卫星"结节,可侵犯门静脉系统。后者至少有 2 个以上的膨胀结节,病灶直径在2 cm 以上。③混合型:由膨胀型原发癌灶结合包膜外与肝内转移灶的浸润型形成。肝内转移灶主要通过门静脉播散。本型亦可分为单结节和多结节两个亚型。④弥漫型:以多个小结节出现,直径为 0.5～1.0 cm,布满全肝,互不融合,常伴肝硬化,这种癌肿主要通过门静脉在肝内播散。⑤特殊型:包括带蒂外生型肝癌和以肝门静脉癌栓为突出表现而无明确主瘤的肝癌。

组织类型:主要分为肝细胞癌、胆管细胞癌和混合型肝癌 3 种,后两种较少见。典型癌细胞呈多边形,边界清楚,胞质丰富,核大,核膜厚,核仁亦很大。染色嗜碱性或嗜酸性。癌细胞排列呈巢状或索状,癌巢之间有丰富的血窦,癌细胞常侵入静脉,在腔内形成乳头状或实质性团块。

按 Edmondson-Steiner 分类法,肝癌分化程度可分为四级:Ⅰ级分化高,少见;Ⅱ~Ⅲ级为中等分化,最多见;Ⅳ级为低分化,少见。

另外,近年来人们还认识到一种肝细胞癌的特殊组织类型——纤维板层性肝癌,最早在 1976 年由 Petters 首次描述。本型多见于青年,平均发病年龄仅24 岁,多发于肝左叶,有包膜,其组织表现为嗜酸性颗粒状胞质,有穿行于癌细胞巢间的大量平行排列的板层状纤维基质。本型很少伴肝硬化或慢性乙型肝炎,预后较好。

临床表现:原发性肝癌患者起病隐匿,缺乏特异性早期表现,至亚临床前期及亚临床期的中位时间可长达 18 个月。当患者出现不适等症状时,多属中、晚期。临床主要表现为肝区疼痛、食欲缺乏、腹胀、乏力、消瘦等。其他可有发热、腹泻、黄疸、腹水、出血倾向,以及转移至其他脏器而引起的相应症状。

二、超声影像学表现

(一)常规超声

1.形态

肝癌多呈圆形或类圆形,肿瘤较大时,可呈不规则形,并可向肝表面凸起,使肝下缘等较锐的角变钝,或呈"驼峰"征改变。根据肝癌病理形态表现可分如下 3 型。

(1)结节型:肝癌相对较小,一般直径<5 cm,多为单发,亦可多发。肿瘤内部回声多不均匀或呈结节状融合,边界较清晰,可见晕圈或一纤薄的高回声带围绕(图 2-4);亦可由于出血、坏死而呈混合回声型。

(2)巨块型:肝癌较大,直径常在 10 cm 左右,内部回声多不均质,以高低回声混合者居多,低回声者很少。肿瘤呈"结节中结节"状,内部有条状分隔,边界多不规则(图 2-5)。如周边有包膜,则有晕圈而使边界清晰。另外,有些巨块型肝癌分布整个肝段、肝叶或数叶,尽管无明确边界,但肿瘤内部回声相对比较均匀,呈略低或略高回声,而周围肝硬化回声则呈不均匀状,可资鉴别。有时在主瘤周围有散在低回声播散灶,个别巨大肿瘤可因破裂引起出血而呈现无回声区。

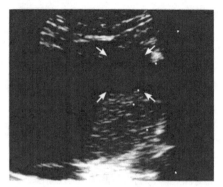

图 2-4　肝癌(结节型)声像

肝左叶癌,圆形,向表面突起,呈"驼峰"征

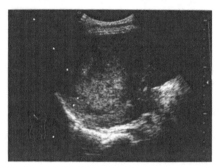

图 2-5　肝癌(巨块型)声像

内部高回声,呈"结节中结节"状

（3）弥漫型：肝内弥漫散在的细小肝癌结节,大小为数毫米至数厘米,内部回声高低不等,分布零乱,可呈斑块灶,无明确边界,如弥漫分布于整个肝脏,则很难与肝硬化鉴别,但此类患者常有门静脉癌栓形成,为诊断弥漫型肝癌提供了佐证。个别弥漫型肝癌的内部回声不均质程度较为紊乱,与肝硬化仍有所区别。

2.边界

肝癌有明显的假包膜形成时,边界往往较清晰而规则,周围见一直径为 2～5 mm的低回声圈,即晕圈,晕圈与正常组织之间可有一纤薄的光带(直径约0.5 mm)；如肿瘤无明显包膜或呈浸润生长时,边界多不规则,模糊,甚至不清；而在弥漫性肝癌时,则无明确边界。

3.大小

超声能发现直径从数毫米至数十厘米的肝癌,其检出率主要受以下几方面影响：①肿瘤大小；②肿瘤内部回声；③肝硬化程度；④肿瘤的位置；⑤肿瘤包膜；⑥操作人员经验。

4.内部回声

根据肝癌内部回声高低分类如下。

(1)高回声型:占 30％～50％,肿瘤内部回声比周围肝组织高且不均匀,呈结节状或分叶状,有时可见结节之间有纤维分隔,少数分布尚均匀。有报道认为高回声区预示肝癌细胞脂肪变性、坏死等倾向。

(2)低回声型:占 15％～35％,多见于较小肝癌中,内部回声较周围肝组织低,由密集的细小点状回声组成,分布多不均匀。较大肿瘤可呈结节状,并互相融合呈镶嵌状,并可显示低回声的"瘤中隔"。有时,在总体低回声区的中央可由少许点状高回声所点缀。低回声区常预示着肝癌细胞存活,血供丰富,很少有脂肪变性和纤维化等改变。

(3)等回声型:较少见,占 2.2％,回声与周围肝组织类似,血管分布较均匀,由于这类肿瘤多伴有较典型的晕圈,故易识别,不然则易漏诊。

(4)混合回声型:占 10％左右,此类肿瘤常较大,系多结节融合所致,多为高低回声混合,可交织混合,亦可左右排列混合,使超声某一切面呈高回声区,而另一切面呈低回声区。肿瘤内部还可出现无回声及强回声区,提示内部有不同程度的出血、液化、坏死、纤维化及钙化等改变。

5.后方回声

在后方有正常肝组织存在时,肝癌后方回声常稍增高,其增高程度因肿瘤类型不同而有所不同,总体来说,增高程度多比肝囊肿弱,其增高比例约占肝癌的70％;如伴有纤维化、钙化等改变时,后方回声可轻度衰减;另外在有包膜的肝癌中,可有侧后声影等现象。

6.肝内间接征象

(1)管道压迫征象:肝癌较大时,可压迫肝静脉、门静脉、下腔静脉等,使其移位、变细、甚至"中断",而环绕在肿瘤周围(图 2-6A)。另外,压迫肝门部或侵犯胆管内可引起肝内胆管扩张(图 2-6B)。

(2)脏器挤压征象:肿瘤压迫胆囊使其移位、变小,甚至"消失";位于右叶脏面的巨大肝癌压迫右肾,使其下移至盆腔;肝脏膈顶部的肿瘤压迫膈肌,使膈肌抬高;左叶肿瘤可推移脾脏向上方移位,以至"消失"。

7.肝内转移征象

(1)卫星灶:在主瘤旁或较远的肝组织内,呈多个低回声不均质团块,直径<2 cm,呈圆形,可有或无晕圈,球体感强,后方回声稍增高。

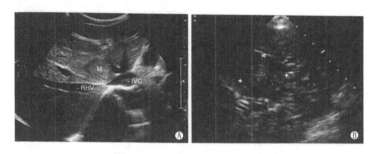

M:肿块;RHV:右肝静脉;IVC:下腔静脉

图 2-6 肝癌(管道压迫征象)声像

A.右肝前叶上段(S8)癌,肝静脉-下腔静脉受压;B.肝左内叶癌侵犯肝门引起肝内胆管扩张

(2)门静脉癌栓:有报道,在肝癌中 40%～70% 的患者出现门静脉受累,而 B 超可显示三级分支以内的癌栓,检出率较高,可达 70%。常出现在主瘤附近的门静脉,表现为门静脉内径明显增宽,最宽可达 3 cm,管壁可清晰或不清,腔内充满由中低回声密集点状强回声组成的不均质团块。如门脉主干被癌栓完全充填,则可见肝门周围有众多细小管道组成的网状团样结构,此为门静脉侧支形成所致的门脉海绵状变。另外,部分肝癌在门静脉内出现局部瘤样回声,亦为癌栓的一种征象,可为数毫米至数厘米。门脉癌栓对诊断弥漫型肝癌有一定帮助。

(3)肝静脉及下腔静脉癌栓:检出率较门静脉少,常在肝静脉主干内发现,内径不一定增宽,由低回声团块组成,常可延伸至下腔静脉,而下腔静脉癌栓多呈球状,可单个或多个,偶尔随血流有浮动感。

(4)胆管癌栓:少数患者因肿瘤侵犯胆管使肝内或肝外胆管受累,内部充满实质样回声,并引起肝内胆管的扩张。

8.肝外转移征象

(1)肝门及胰腺周围淋巴结肿大:晚期肝癌可向肝外转移,多在肝门及胰腺周围出现大小不等的低回声团块,呈圆形或类圆形,部分可融合成团块,呈不规则形,严重者压迫肝门引起肝内胆管扩张。

(2)腹腔:有时在腹腔内可探测到低回声团块,肿瘤直径为 3～5 cm,有包膜,边界清,内部分布不均。多位于腹壁下,可活动。个别可转移至盆腔压迫髂血管引起下肢深静脉血栓形成。在一些肝癌术后患者中,肝内可无肿瘤,但腹腔内已有转移。因此,对肝内无病灶而甲胎蛋白(AFP)持续阳性者,应进一步检查腹腔。

9.其他征象

由于我国肝癌和肝硬化联系密切,80% 以上的肝癌有肝硬化征象,故声像图上肝实质回声增粗、增高、分布不均,呈线状甚至结节状,亦可有高或低回声结节,并可出现门脉高压、脾大、腹水等声像图改变。

(二)彩色多普勒超声

由于原发性肝癌在没有动脉栓塞前多具有较丰富的血供,因而为彩色多普勒检测提供了可靠基础。

(1)检出肝癌内的血流信号,呈现线条状、分支状、网篮状、环状、簇状等彩色血流。据报道,血流信号的检出率可达95%,其中98%为动脉血流信号,明显高于肝脏其他良性病变。同时,在实时状态下,肝癌内的彩色血流可呈现搏动状血流与心率一致。有时还可见彩色血流从肝癌内部延伸至门静脉的引流血管。

(2)脉冲多普勒常检出高阻力动脉血流,RI>0.6,搏动指数PI>0.9,并且平均流速可呈高速型,最大可达1 m/s以上(图2-7),这些表现均提示该肝内占位病变为恶性的可能性大。在原发性肝癌中,有时可测及高速低阻的动脉样血流,表示肝癌内动静脉瘘存在,也有助于肝癌的诊断。

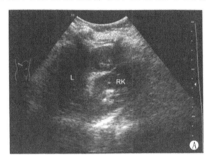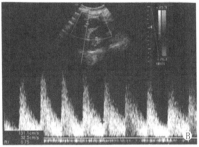

图2-7 肝癌成像

A.显示肝右叶结节型癌及右肾(RK)压迹;B.PD检测到动脉血流频谱,
V_{max}=131 cm/s,RI≥0.75

(3)彩色多普勒使肝动脉较易显示,并在肝癌中明显增宽,可达4~5 mm,而正常仅为2~3 mm,血流速度增快(图2-8)。

(4)在经介入治疗(包括肝动脉栓塞化疗术、乙醇注射)后,肝癌内彩色血流可明显减少甚至消失,提示疗效佳;经肝动脉栓塞化疗术治疗的患者中,动脉型彩色血流可减少甚至消失,但门静脉型的彩色血流信号可代偿增多,应引起注意。另外,如原来血流消失的病灶再出现彩色血流信号,则提示肿瘤复发。

(5)当门静脉癌栓形成时,彩色多普勒可显示门静脉属完全性或不完全性阻塞,此时,彩色多普勒显示未阻塞处(即癌栓与管壁间隙)有条状血流通过,癌栓内亦可见线状深色或多彩血流,用脉冲多普勒能测及动脉和静脉血流,这些均提示门脉内栓子为肿瘤性。但有报道，门静脉瘤栓中其动脉血流的检出率较低，仅为18.7%。同时，在门脉完全性阻塞时，门脉旁的肝动脉血流容易显示（图2-9）。

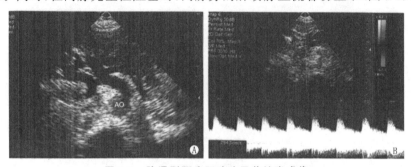

图2-8　弥漫型肝癌肝动脉显著扩张成像

A.肝总动脉内径增宽（9 mm）；AO：腹主动脉；B.肝动脉流速增高，连续多普勒测及最大流速为294.5 cm/s

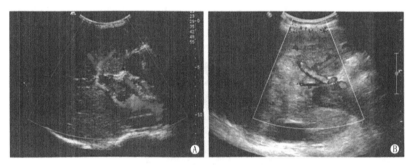

图2-9　门静脉癌栓成像

A.门静脉不完全阻塞，彩色多普勒血流成像显示癌栓与管壁间有条状血流通过；B.门静脉完全阻塞，门静脉充满实质性低回声，肝动脉分支增宽，显示为条状红色血流

三、鉴别诊断

（一）肝血管瘤

如肝血管瘤为网状高回声团块，边界呈"花瓣"样改变时诊断较容易，但有些肝血管瘤可出现低回声不均质、混合回声不均质及晕圈样改变。有报道其出现率分别为15%、20%、5%，对这类患者应更全面观察，在实时状态下，观察肿瘤有无立体像等加以鉴别，同时对较大肝血管瘤可结合计算机体层显像（CT）增强延迟扫描，同位素血池扫描等较特异征象加以确诊，必要时可在实时超声引导下行肝穿刺活检术以明确诊断。

（二）肝脓肿

由细菌性或阿米巴原虫感染引起的肝内局灶性炎性改变，呈单发或多发。

较典型时,壁厚,内膜粗糙呈"虫咬"状,为无回声或不均匀回声团块,诊断较容易。然而,随着近年来抗生素的广泛应用,肝脓肿的超声和临床表现常不典型,声像图显示肝内比正常组织回声稍低的区域,分布不均匀,边界模糊,包膜较薄,用常规 B 超诊断较困难。彩色多普勒显示内部有条状彩色血流,脉冲多普勒测及动脉血流频谱,RI 和 PI 分别在 0.5、0.8 左右,提示良性病变,再结合这类患者多有短暂发热病史,有助于定性诊断。另外,如感染与肝癌并存,则超声诊断困难,必须行超声内镜引导下细针穿刺活检术。

(三)肝内局灶脂肪浸润

肝内局灶脂肪浸润可在肝内出现高回声或低回声灶,而低回声型与肝癌更容易混淆,但这些病灶多位于肝门旁,如肝右前叶、左内叶门脉旁,内部回声较低但多均匀,在实时状态下,边界可不规则或欠清,亦可向肝实质内呈"蟹足"样延伸。彩色多普勒显示病灶内无异常动脉血流信号。也有报道认为这类低回声型更易与肝癌混淆,应加以鉴别。

(四)转移性肝癌

多为低回声不均质团块,可有晕圈样改变,后方回声稍高,有侧后声影。这类病灶常为多发,并且非癌,肝实质回声多无肝硬化表现,可资鉴别。如患者有其他原发肿瘤史则更有助于诊断。

(五)胆囊癌

近年来,胆囊癌发病有逐渐增多趋势,早期发现仍比较困难。其中一部分患者因肝内转移而就诊时,常在肝右叶出现局灶性低回声不均质团块,有晕圈,可向表面突起,易被误诊为原发性肝癌。操作人员在发现肝右叶癌肿且无肝硬化时,应仔细观察胆囊的情况,这类患者的胆囊因受压而变小,部分胆囊壁可不规则增厚而与右叶癌肿相连,甚至在胆囊癌实变时,可与右叶癌肿融合成一团块,胆囊隐约成一轮廓像,多伴有结石,有助于鉴别诊断。

(六)肝母细胞瘤

婴幼儿多发,多为无意触摸腹部时发现。肿瘤常较大,直径可达 5.5～17.0 cm。声像图上显示肝内巨大团块,多强弱不均,并有液化和包膜,多位于肝右叶,常推移右肾,超声无特异性表现,应结合临床做出诊断。

(七)术后瘢痕

肝肿瘤切除后,手术区多有渗出、出血、纤维化及机化等一系列改变,声像图可呈不均质团块、高回声为主的团块、混合回声团块,边界多不规则、模糊,但后方均有不同程度的衰减和缺乏立体感,可资鉴别。如手术区堵塞明胶海绵,则呈较均匀的高回声区,伴后方衰减。彩色多普勒多未能显示手术区内的彩色血流信号。

第三节 胆囊炎

一、急性胆囊炎

(一)病理与临床

胆囊受细菌或病毒感染引起的胆囊肿大,胆囊壁增厚、水肿。急性胆囊炎是常见的急腹症之一,细菌感染、胆石梗阻、缺血和胰液反流是本病的主要病因。临床症状主要是右上腹部持续性疼痛,伴阵发性加剧,并有右上腹压痛和肌紧张,深压胆囊区同时让患者深吸气,可有触痛反应,即墨菲(Murphy)征阳性。右肋缘下可扪及肿大的胆囊,重症感染时可有轻度黄疸。

(二)声像图表现

胆囊体积增大,横径＞4 cm,张力高,胆囊壁增厚＞3 mm,呈"双边征"(图 2-10);胆囊腔内常探及结石回声,结石可于胆囊颈部或胆囊管处;胆囊内可见胆汁淤积形成的弥漫细点状低回声。胆囊收缩功能差或丧失。发生胆囊穿孔时可显示胆囊壁的局部膨出或缺损及周围的局限性积液。

(三)鉴别诊断

对于胆囊炎,首先应寻找产生胆囊炎的原因,超声可以帮助检查是否有胆囊结石、胆囊梗阻、胆管梗阻、胆总管囊状扩张症等,以明确病因,便于诊断。胆囊增大也可见于脱水、长期禁食或低脂饮食、静脉高营养等患者,根据病史,必要时行脂餐试验可鉴别。此外,有肝硬化低蛋白血症和某些急性肝炎、肾功能不全、心功能不全等全身性疾病患者,也有胆囊壁均匀性增厚,但无胆囊增大,墨菲征阴性,结合病史、临床表现易与急性胆囊炎鉴别。

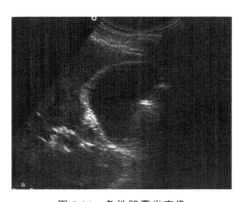

图 2-10　急性胆囊炎声像

超声显示胆囊肿大,胆囊壁增厚

二、慢性胆囊炎

(一)病理与临床

临床症状包括右上腹不适、消化不良、厌食油腻,也可无自觉症状。慢性胆囊炎的临床表现多不典型,亦不明显,但大多数患者有胆绞痛史,可有腹胀、嗳气和厌食油腻等症状。有的常感右肩胛下、右季肋或右腰等处隐痛。患者右上腹肋缘下有轻压痛或压之不适感。十二指肠引流检查显示胆囊胆汁内可有脓细胞。口服或静脉注射胆囊造影剂后胆囊不显影,或收缩功能差,或伴有结石影。

(二)声像图表现

慢性胆囊炎的早期,胆囊的大小、形态和收缩功能多无明显异常,有时可见胆囊壁稍增厚,欠光滑,超声一般不作出诊断。慢性胆囊炎后期胆囊腔可见明显缩小(图 2-11),病情较重时胆囊壁毛糙增厚,不光滑;严重者胆囊萎缩,胆囊无回声,囊腔完全消失。胆囊萎缩不合并结石者难以与周围肠管等结构区别,导致胆囊定位困难;胆囊萎缩合并结石者仅见强回声伴后方声影。胆囊功能受损严重时,胆总管可轻度扩张。

(三)鉴别诊断

胆囊明显萎缩时须与先天性无胆囊鉴别:慢性胆囊炎致无回声囊腔完全消失,特别是不合并胆囊结石或结石声影不明显时,易与周围肠管内气体形成的强回声混淆,以致难以辨认出胆囊的轮廓。因此,先天性无胆囊患者可能被误诊为慢性胆囊炎,此时应结合病史和临床表现、通过多切面探查或动态观察等方法仔细加以鉴别,以减少误诊率。

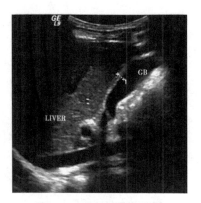

图 2-11　慢性胆囊炎声像

胆囊体积小,壁增厚毛糙

第四节　胆囊结石

一、病理与临床

胆囊结石有胆固醇结石、胆色素结石和混合性结石,在我国胆囊结石患者中以胆固醇结石最多见。胆囊结石可合并胆囊炎,且两者互为因果,部分患者最终导致胆囊缩小,囊壁增厚,腔内可充满结石。

胆囊结石患者可有右上腹不适、厌食油腻等症状。结石嵌顿于胆囊管内时,可导致右上腹绞痛、发热等症状。胆绞痛是胆囊结石的典型症状,可突然发作又突然消失,疼痛开始于右上腹部,放射至后背和右肩胛下角,每次发作可持续数分钟或数小时。部分患者疼痛发作伴高热和轻度黄疸。疼痛间歇期有厌食油腻、腹胀、消化不良、上腹部烧灼感、呕吐等症状。查体可见右上腹部有压痛,有时可扪到充满结石的胆囊。胆囊结石超声显示率为 90% 以上,诊断价值较大,是首选的检查方法。

二、声像图表现

胆囊内可见一个或多个团块状强回声,后方伴有声影,可随体位变化而移位。当结石较大时,常只能显示结石表面形成的弧形强回声,内部结构难以显示。多个结石紧密堆积时,有时不能明确显示结石数量及每个结石的具体大小(图 2-12)。

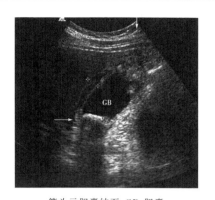

箭头示胆囊结石;GB:胆囊

图 2-12　胆囊结石声像（一）

超声显示胆囊腔内见弧形强回声,后方伴声影

(一)泥沙样胆囊结石

可见多个细小强回声堆积,形成沉积于胆囊后壁的带状强回声,后方伴有声影,随体位改变而移动。

(二)充满型胆囊结石

胆囊内呈弧形强回声带,后伴声影,无回声囊腔不显示,强回声带前方有时可显示胆囊壁,后方结构则完全被声影所掩盖(图 2-13)。

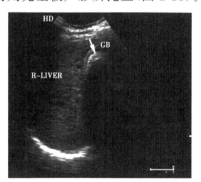

箭头示胆囊结石;GB:胆囊;R-LIVER:右肝

图 2-13　胆囊结石声像（二）

超声显示胆囊腔的无回声,可见弧形强回声,后方伴声影

三、鉴别诊断

典型的胆囊结石超声诊断一般不困难。但对于胆囊颈部的结石,由于缺少胆汁的衬托,使其结石强回声不明显,仅表现为胆囊肿大或颈部声影,超声必须认真

仔细地检查,变换体位,如坐立位、胸膝位等,才能发现结石,并进行正确诊断。

(一)泥沙样胆囊结石需与浓缩淤积的胆汁或炎性沉积物鉴别

泥沙样结石回声强,声影明显,随体位移动速度较快。

(二)充满型胆囊结石需与肠腔内积气鉴别

结石后方为明显声影而非气体后方的彗星尾征,且肠腔内气体形态随时间而变化。

第五节 胰腺炎

一、急性胰腺炎

(一)流行病学及病因

急性胰腺炎是胰酶对胰腺组织自身消化导致胰腺腺泡细胞的损伤,同时伴有局部或全身的炎症反应。严重程度可以从轻度水肿到胰周感染坏死,甚至可以导致多器官功能障碍综合征。在组织病理学上,急性胰腺炎分为急性水肿型胰腺炎和急性出血坏死型胰腺炎,前者居多,以间质充血、水肿和炎细胞浸润为主,而后者以胰腺实质坏死、血管损害、脂肪坏死为主并伴炎细胞浸润。急性胰腺炎病因很多,主要发病因素为胆道疾病,尤其是胆道结石。文献报道,急性胆源性胰腺炎发病率占急性胰腺炎的 15％～50％,此外,感染、药物、酒精、手术及创伤、肿瘤、自身免疫因素、代谢、妊娠、遗传、特发性等也占一定比例。

(二)临床表现与实验室检查

1.临床表现

急性胰腺炎的临床表现与其病情严重程度相关。以腹痛、发热、恶心、呕吐等多见,急性胆源性胰腺炎还可伴随黄疸,当出现胰腺假性囊肿或胰腺脓肿时可扪及腹部包块。Grey-Tuner 征(双侧或者单侧腰部皮肤出现蓝-绿-棕色大片不规则瘀斑)和 Cullen 征(脐周围皮肤青紫及两侧肋腹皮肤灰蓝色)少见。临床上将急性胰腺炎分为轻症急性胰腺炎和重症急性胰腺炎。前者可有极其轻微的多器官功能紊乱,但无严重腹膜炎和代谢功能紊乱,临床恢复快。后者则可出现多脏器功能衰竭、代谢紊乱或合并胰腺坏死、脓肿、假性囊肿等并发症。因此,在临床上需要特别加以甄别。10％～25％的急性胰腺炎患者会并发假性囊肿,其中多数自行消退,持续存在者有导致感染、脓肿形成、胰瘘、假性动脉瘤、静脉血栓等可能性。

2.实验室检查

约90%的急性胰腺炎患者血清淀粉酶升高,超过正常值的5倍时,即可确诊为急性胰腺炎。起病后6～12小时血清淀粉酶迅速升高,3～5天恢复正常。尿淀粉酶升高较晚,在起病后的12～24小时升高,持续时间较长,一般为1～2周,适用于起病后较长时间未确诊者。检测血清淀粉酶是诊断急性胰腺炎最常用和最快捷、简便的方法之一。在急性胰腺炎起病后24～72小时血清脂肪酶开始上升,持续5～10天,对起病时间较长者适用。有研究发现,C反应蛋白、白细胞计数、血清中降钙素和白细胞介素-4可能是胰腺坏死感染的标志,能更早地反映疾病的严重程度。

(三)超声表现

1.体积

胰腺弥散性肿大,以前后径增大为著。

2.边界

轻症急性胰腺炎时,胰腺边缘整齐,形态规则;重症急性胰腺炎时边缘不整齐,形态不规则,与周围组织分界不清。

3.实质回声

胰腺回声减低。急性水肿型胰腺炎实质回声呈均匀的低回声,但也有实质回声略高于正常的病例。急性出血坏死型胰腺炎实质回声明显不均匀,呈低回声和高回声相间的混合回声,内部可见片状无回声。

4.胰管

胰管轻度扩张或不扩张,当胰液外漏时胰管扩张可消失或减轻。

5.积液

急性胰腺炎时可合并积液,超声表现胰周、小网膜囊、肾前旁间隙的无回声,有时腹腔、盆腔甚至胸腔可见积液。

6.胰周

胰腺周围病变发生比例较高,超声表现为病变处见低回声,边界不清,主要见于胰腺腹侧、背侧,双肾旁间隙或肾周围,胰腺后方血管周围等。

7.假性囊肿

急性胰腺炎发病4周后可在胰腺内或周边形成胰腺假性囊肿,圆形或类圆形,边界较清楚,囊壁多数光滑,少数可见厚薄不均、可见分隔或钙化,后方回声增强。

8.非典型者

非典型的急性胰腺炎表现为胰腺无肿大,仅腺体内局部回声减低,多见于胰头和胰尾,胰周组织回声减低,模糊不清。有时可合并炎症,如胰腺脓肿等,表现为胰腺正常结构消失,内部呈不均匀的混合回声。

9.血管的改变

重症急性胰腺炎还可以出现血管的并发症。炎症可直接侵蚀脾血管,血管内膜受损,管壁增厚,管腔狭窄,严重者可引起脾静脉血栓形成或闭塞。表现为脾静脉增宽,内见低回声,血流充盈缺损,提示脾静脉血栓形成,或胰腺后方未见脾静脉管腔及血流显示,提示脾静脉闭塞,胰腺周围和脾门区可见蜂窝状迂曲的管状结构,为五彩花色血流,提示侧支循环形成。胰腺炎还可以引起脾动脉病变,其原因可能为炎症直接侵蚀脾动脉,胰液在自我消化过程中侵蚀脾动脉,胰腺炎时脾动脉内血液因高浓度胰蛋白酶大量释放而处于高凝状态导致血栓形成。表现为脾动脉内可见低回声,血流充盈缺损。假性脾动脉瘤表现为脾动脉旁类圆形无回声区,彩色多普勒血流成像内部血流呈涡流,与脾动脉相通。

(四)超声造影表现

1.急性水肿型胰腺炎

超声造影后,胰腺与周围组织分界尚清晰,实质回声增强,未见明显无灌注区。

2.急性出血坏死型胰腺炎

超声造影表现为胰腺实质呈不均匀增强,可见散在灶状或片状不规则无增强区,胰腺与周围组织界限不清,表面不光滑呈毛刺状。胰周及腹膜后伴炎性改变及并发症,如胰周、肾旁前(后)间隙、肾周间隙积液,胰腺内或胰周假性囊肿等的超声造影表现为组织的无灌注区或低灌注区。

超声造影显著提高了急性胰腺炎坏死灶的检出率。在急性胰腺炎严重度评价上也具有很高的临床价值。超声造影技术通过观察感兴趣区域内造影剂灌注的有无、强弱来判断该区域血流灌注情况,以此来区别胰腺有无坏死及坏死的程度。

(五)报告内容及注意事项

急性胰腺炎的报告包括:胰腺体积、形态变化,回声的改变,胰管是否扩张,胰腺与周边组织分界是否模糊,胰周是否有积液,腹腔、胸腔是否有积液。有无假性囊肿及血管受损等情况。

超声造影应重点描述胰腺实质增强是否均匀,是否可见无增强坏死区。超声造影还可以评价急性胰腺炎的严重程度,对急性胰腺炎的分级有重要的临床意义。是否合并无增强的假性囊肿。

还应注意胰腺炎的病因,如胆道结石等。更要注意是否有合并胰腺肿瘤的可能。年轻患者应注意是否存在胰、胆管合流异常,胰管交界汇合处狭窄或受压可导致胰液通道梗阻,胆汁反流,引起胰腺炎。

(六)鉴别诊断

有明显声像图改变的病例,结合临床表现和血清淀粉酶、脂肪酶检查及超声检查可明确诊断。超声检查应注意对轻症和重症急性胰腺炎的鉴别诊断。轻症者胰腺常呈轻至中度弥散性肿大,胰腺边缘清晰,呈均匀低回声,胰周积液少见或少量。重症者胰腺常呈严重弥漫肿大,边缘不整、模糊不清,内部回声不均匀,胰周积液多见,胸腔积液、腹水多见,肠麻痹、积气多见。

非典型胰腺炎要注意与胰腺癌的鉴别。胰腺炎病灶后方回声增强,主要原因是炎症导致的胰腺水肿或出血坏死使肿块的透声性增强,而胰腺癌的肿块后方多为回声衰减现象。胰头部局限性炎性肿块和胰头癌均可引起胰管和胆总管扩张,前者胰管呈轻、中度不规则扩张,并贯穿肿块,胆总管及肝内胆管扩张不明显或仅有轻度扩张,常与胆道慢性炎症、胆石症或胰管结石并存,而胰头癌常早期侵犯压迫胆总管致肝内外胆管明显扩张,少有管壁增厚及钙化表现,胆总管下端截断或显示不规则性狭窄,肿块内见不到扩张的胰管。

二、慢性胰腺炎

(一)流行病学及病因

慢性胰腺炎是由于各种原因导致的胰腺局部、节段性或弥散性的慢性进行性损害,导致胰腺实质组织和(或)功能不可逆的损害,造成胰腺腺泡萎缩,胰腺纤维化、钙化、导管内结石、假性囊肿,可有不同程度的胰腺内外分泌功能障碍。其主要病理特征为间质纤维化和慢性炎细胞浸润,间质中的血管无明显破坏和增生。目前认为慢性胰腺炎是胰腺癌的一个危险因素。根据病因不同,慢性胰腺炎分为酒精性胰腺炎、胆源性胰腺炎、热带性胰腺炎、遗传性胰腺炎、自身免疫性胰腺炎和特发性胰腺炎等。慢性胰腺炎在全球不同地区发病率差异较大。西方的患病率为(10~15)/10万,发病率为每年(4~7)/10万。日本1999年的慢性胰腺炎发病率为5.77/10万。我国慢性胰腺炎发病率低于西方国家,但并不少见,且与全球一样呈上升趋势。

(二)临床表现

因病因不同,临床表现也不同,常见表现为腹痛和(或)消化不良。典型者为餐后上腹痛,并可放射至左腰背部,向前屈曲位能减轻。腹痛还与酒精、药物依赖和心理等有关。腹痛原因复杂,目前确切机制尚不明确,可能与胰管或胰腺实质内压力增加、神经周围炎症、缺血、组织坏死、负反馈功能下降等有关,如若合并假性囊肿、十二指肠梗阻或胰管梗阻(狭窄、结石或继发肿瘤)等,腹痛会进一步加重。胰腺脂肪酶水平下降 90% 以上时会有脂肪泻、脂溶性维生素和维生素 B_{12} 缺乏及体质量下降等。

当胰腺外分泌功能受损时,患者表现为腹胀、脂肪泻、吸收不良及消瘦等症状。内分泌功能受损时,患者会出现糖尿病。相关的实验室检查包括血、尿淀粉酶测定,胰腺外分泌功能实验,N-苯甲酰-L-酪氨酰-对氨基苯甲酸试验,糖耐量试验,胰高血糖素测定等。慢性胰腺炎急性发作时,血、尿淀粉酶浓度可一次性升高。内分泌功能受损时,胰高血糖素升高,血糖升高。

(三)超声表现

1.体积

慢性胰腺炎时,胰腺体积多数缩小,少数可以正常或增大(弥散性增大或局限性增大),形态僵硬,边缘不规则。

2.回声

内部回声粗糙,多数回声增高,有时回声减低,内部可见实质钙化或胰管结石的斑点状强回声,是慢性胰腺炎的重要诊断指标。

3.胰管

主胰管可以不均匀扩张,直径≥3 mm,粗细不均,典型者呈"串珠样"改变,管壁增厚毛糙,回声增强。钙化型胰腺炎常伴胰管内结石,胰管扩张较明显,梗阻型以轻至中度扩张较常见。

4.假性囊肿

部分病例合并假性囊肿,可发生在胰腺内和胰周,圆形或类圆形,边界较清楚,囊壁较厚不规则,囊内可见点状回声。

5.肿块型

胰腺局部肿大,呈假肿物样低回声,形态多不规则,内部回声粗糙,可见斑点状强回声,回声可与胰腺其他部位回声相近。

(四)超声造影表现

肿块型慢性胰腺炎,常规超声表现为胰腺的局限性增大伴有不规则低回声团块。这与胰腺癌不易鉴别,而超声造影可以对两者进行鉴别诊断。肿块型慢性胰腺炎超声造影早期表现为局灶性增强,与周围实质增强程度相似;后期廓清时间也与胰腺实质一致。这是因为,肿块型慢性胰腺炎病灶内可有不同程度地间质纤维化和炎症细胞浸润,但病灶内微血管属于正常的组织血管,且未受破坏,其数量和分布与正常胰腺实质大致相同,所以病灶的增强多与正常胰腺组织同时增强,且增强程度无明显差别。胰腺癌超声造影多表现为增强强度低于胰腺实质的低增强病灶,造影剂廓清时间早于胰腺实质。

(五)报告内容及注意事项

慢性胰腺炎的超声报告包括:胰腺体积、形态变化,内部回声是否粗糙,是否有实质钙化和胰管结石,主胰管是否扩张,是否有假性囊肿。

超声造影应重点描述肿块型慢性胰腺炎的肿块与胰腺实质是否同步增强,两者增强强度是否一致,廓清时间是否一致。

有时肿块型慢性胰腺炎与胰腺癌鉴别困难,必要时需行超声内镜引导下细针穿刺活检术。

(六)鉴别诊断

慢性胰腺炎的鉴别诊断主要为肿块型慢性胰腺炎与胰腺癌鉴别:①前者胰管呈不规则串珠样扩张,胰管扩张及周围胰腺萎缩程度不如胰腺癌明显;②前者的肿块内多发无回声,为扩张的侧支胰管或小的假性囊肿;③前者可有胰管内结石或实质内钙化;④前者胆总管狭窄为渐进性,而后者多为突然截断。

三、自身免疫性胰腺炎

(一)流行病学及病因

自身免疫性胰腺炎是由自身免疫介导、以胰腺肿大和胰管不规则狭窄为特征的一种特殊类型的慢性胰腺炎。病理表现为胰管周围淋巴细胞和浆细胞浸润、小叶间纤维化显著的慢性炎症,免疫组化有大量IgG4阳性细胞浸润,常伴有胰腺及周围闭塞性静脉炎。Sarles等人在1961年首次提出用自身免疫来解释部分慢性胰腺炎的病因。1995年,Yoshida等使用激素治疗一例慢性胰腺炎伴有高球蛋白血症及自身抗体的患者有效,因此采用"自身免疫性胰腺炎"命名本类疾病。目前认为自身免疫性胰腺炎是IgG4相关系统性疾病在胰腺的表现,胰腺外的其他器官也可以受累,如干燥综合征、原发性硬化性胆管炎、原发性胆汁性肝硬化等。

自身免疫性胰腺炎多见于男性,男女发病比例为 2∶1。发病年龄范围较大,多发生在40~70 岁的人群。日本报道的患病率为 0.82/10 万,占慢性胰腺炎的 2%~6%。自身免疫性胰腺炎的病因及发病机制尚不明确。自身免疫性胰腺炎患者血清中可检测到多种异常抗原抗体及升高的 γ-球蛋白,激素治疗对本病有效,提示自身免疫在自身免疫性胰腺炎发病中有重要作用。也有人提出幽门螺杆菌参与激活自身免疫性胰腺炎自身免疫过程。研究认为自身免疫性胰腺炎为一种 IgG4 相关的系统性疾病,2 型辅助性 T 细胞和调节性 T 细胞介导了大部分自身免疫性胰腺炎的免疫反应。IgG 及 IgG4 水平升高、多种自身抗体阳性及激素治疗有效反映了自身免疫性胰腺炎发病的免疫机制。

(二)临床表现

自身免疫性胰腺炎临床表现比较复杂,可以表现为急性、慢性胰腺炎的症状,包括梗阻性黄疸、不同程度的腹痛、后背痛、乏力、体质量下降、脂肪泻等,40%~90%的患者可以表现为胰腺外其他器官的症状,如泪腺和唾液腺受累症状、胆管炎、胆囊炎、纵隔或腹腔淋巴结肿大、间质性肾炎、肺间质纤维化、腹膜后纤维化、硬化性肠系膜炎、炎症性肠病等,其中梗阻性黄疸可发生于 2/3 的患者。也有约 15%的患者无临床症状。50%~70%的患者合并糖尿病或糖耐量异常。实验室检查示 γ-球蛋白及 IgG4 常明显升高,血清淀粉酶及脂肪酶轻度升高,糖类抗原 19-9(CA19-9)一般不高,当自身免疫性胰腺炎累及胆总管或合并胆管炎时,胆红素及转氨酶可相应升高。

(三)超声表现

自身免疫性胰腺炎超声影像学表现分为弥散型(约占 70%)和局部型(约占 30%)。

(1)胰腺形态:弥散型自身免疫性胰腺炎胰腺呈弥散性肿大,典型表现为"腊肠样"改变。局灶型自身免疫性胰腺炎胰腺表现为局灶性肿大,多位于胰头,可形态不规则、边界不清。

(2)胰腺回声:弥散型自身免疫性胰腺炎胰腺呈弥散性回声减低,回声增粗,内部可见纤维化样高回声斑点。局灶型自身免疫性胰腺炎胰腺局部呈肿物样低回声,回声与胰腺实质相近,彩色多普勒内可见少许血流信号。

(3)主胰管弥散性变细或局限性狭窄,主胰管远端扩张;病变累及胆总管下段时,可出现局部陡然向心性狭窄,狭窄区较细长,胆管壁增厚,胆总管上段扩张及肝内胆管扩张。胰周可出现少量积液等。

(四)超声造影表现

弥散型自身免疫性胰腺炎的超声造影表现为增强,早期和晚期均为弥散性、中等强度的增强。局灶型自身免疫性胰腺炎的超声造影多表现为肿物与胰腺实质同步增强、同步减退,且呈均匀增强。

(五)报告内容及注意事项

自身免疫性胰腺炎的超声报告包括:胰腺是否有弥散性或局灶性肿大,胰腺回声是否减低、增粗,内部是否可见高回声斑点,主胰管是否有弥散性变细或局限性狭窄,病变是否累及胆总管,胆总管壁是否增厚或陡然向心性狭窄,是否有远端扩张。

自身免疫性胰腺炎的超声造影应重点描述弥散型自身免疫性胰腺炎是否为增强早期和晚期均为弥散性、中等强度的增强,局灶型自身免疫性胰腺炎是否为病灶与胰腺实质同步增强、同步减退。

依据自身免疫性胰腺炎的典型超声表现及超声造影同步增强、同步减退的表现,同时结合血清 IgG4 升高、自身抗体阳性、伴其他器官相应病变及激素治疗效果良好等有助于自身免疫性胰腺炎的诊断,但有时仍与胰腺癌鉴别困难,必要时需行超声引导或超声内镜引导下细针穿刺活检术。

(六)鉴别诊断

弥散型自身免疫性胰腺炎通过弥散性"腊肠样"肿大、回声弥散性减低等表现,与胰腺癌鉴别较容易。局灶型自身免疫性胰腺炎与胰腺癌鉴别较困难,胰腺癌多为"蟹足样"浸润生长、胰管突然截断、狭窄远端明显扩张、远端胰腺可以萎缩、肝转移灶、转移性淋巴结等。有文献报道,局灶型自身免疫性胰腺炎假肿物内的高回声斑点具有特异性,有助于鉴别自身免疫性胰腺炎与胰腺癌,高回声斑点可能是诸多被压缩的小胰管形成。超声造影也有助于鉴别自身免疫性胰腺炎与胰腺癌。自身免疫性胰腺炎的实验室检查(血清 IgG4 升高、自身抗体阳性),其他器官相应病变及激素治疗效果良好均对鉴别两者有重要帮助。

四、嗜酸性胰腺炎

(一)流行病学及病因

原发性嗜酸性胰腺炎极罕见,特征为胰腺实质明显的嗜酸性粒细胞浸润。

原发性嗜酸性胰腺炎全身表现有外周血嗜酸性粒细胞计数升高、血清 IgG 升高及其他器官的嗜酸性粒细胞浸润。胰腺可肿大、萎缩或出现纤维化,可出现嗜酸性静脉炎,病变可导致肿块形成或胆总管阻塞。病理学表现为胰腺组织内有大量以嗜酸性粒细胞为主的炎性细胞的浸润,同时伴有组织纤维化,弥散性胰管、腺泡和间质嗜酸性粒细胞浸润伴发嗜酸性动脉炎和静脉炎。胰腺假性囊肿可见局部高密度嗜酸性粒细胞的浸润。除原发性外,嗜酸性胰腺炎常见于寄生虫感染、胰腺肿瘤、胰腺移植排斥反应、对药物(如卡马西平)的高敏感性、中毒、牛奶过敏等。目前此病的发病机制尚不清楚,多数学者认为嗜酸性胰腺炎发病可能与机体变态反应有关。经糖皮质激素治疗后,胰腺影像学和血清学异常可得到改善。

嗜酸性胰腺炎因其发病隐匿,目前多为个案报道,缺乏流行病学资料。各年龄段皆可发病,以中老年患者多见,男女发病比例为 2∶1,既往有过敏史、哮喘病史者易患此病。另外,若新生儿的母亲为血糖控制不佳的糖尿病患者,该新生儿的发病风险也高于其他人群。

(二)临床表现及实验室检查

嗜酸性胰腺炎临床表现主要取决于嗜酸性粒细胞的浸润部位。嗜酸性粒细胞可单独浸润胰腺,亦可同时合并胃肠道和全身其他脏器的浸润,包括心脏、皮肤、淋巴结等。由于胰腺的炎性肿胀可压迫和刺激胰腺包膜引起腹部疼痛,肿胀部位不同可诱发不同部位的疼痛,以右侧较多见,可向后背放射。胰头部位的肿胀还可影响胆汁和胰酶的排泄,部分患者甚至可诱发嗜酸性胰腺炎急性发作。持续的炎性反应还可引起胰、胆管损伤等,部分患者可出现黄疸、瘙痒、消化不良等症状,少部分患者还有复发恶心、呕吐等症状,严重者出现心脏和呼吸道嗜酸性粒细胞浸润,可导致死亡。

(三)超声表现

胰腺可以弥散性肿大或局限性肿大(以胰头肿大多见),回声减低,可伴胰周少量渗出。胰管全部或局部狭窄,可伴远端胰管扩张,也可出现胆管狭窄伴远端扩张。少数病例可见胰腺假性囊肿。

(四)超声造影表现

弥散型嗜酸性胰腺炎的超声造影表现为弥散性、中等强度的增强。局灶型嗜酸性胰腺炎的超声造影多表现为肿物与胰腺实质同步增强、同步减退,且呈均匀增强。

(五)报告内容及注意事项

嗜酸性胰腺炎超声报告包括胰腺是否弥散性或局灶性肿大,回声是否减低,胰周是否有渗出,主胰管和胆总管是否有狭窄及远端扩张。

超声造影应重点描述是否为同步增强、同步减退及增强强度。

嗜酸性胰腺炎的超声表现不具有特异性,与其他类型的胰腺炎表现不易鉴别。内镜逆行胰、胆管造影在嗜酸性胰腺炎的诊断中占有较重要的地位,行超声内镜引导下细针穿刺活检术可进行诊断。

(六)鉴别诊断

主要与胰腺癌和自身免疫性胰腺炎鉴别。三者的临床症状和影像学表现较为相似。多数嗜酸性胰腺炎出现嗜酸性粒细胞计数增多、免疫球蛋白 IgG 升高,有过敏和哮喘病史,糖皮质激素治疗有效;自身免疫性胰腺炎多出现血清 IgG4 升高,自身抗体阳性等。另外,肿瘤标志物、内镜逆行胰、胆管造影检查等也有助于三者的鉴别诊断,病理组织学活检是三者诊断的"金标准"。

五、胰腺脓肿

(一)流行病学及病因

胰腺脓肿指来自腹腔内邻近胰腺部位的脓液积聚,可来源于胰腺局限性坏死液化继发感染,也可来自胰腺假性囊肿继发感染,是重症急性胰腺炎的严重并发症之一,通常在胰腺炎发病 6 周后形成,在重症急性胰腺炎中的发病率大约为5%,国外报道胰腺脓肿的病死率为 14%～54%,国内报道为 12.2%～25%。脓肿好发于胰体和胰尾部,可为单腔或多腔,小者直径为数厘米,大者可达 30 cm,可并发膈下脓肿、小网膜积脓和结肠坏死。传统治疗方法有经皮穿刺引流、外科手术等。

(二)临床表现

感染征象是常见的临床表现,急性胰腺炎患者若出现败血症表现,应高度警惕胰腺脓肿。胰腺脓肿可呈隐匿性或暴发性表现。患者原有症状、体征发生改变和加剧,表现为持续性心动过速、呼吸加快、肠麻痹、腹痛加剧,伴腰背部疼痛,外周血白细胞计数升高,患者有全身中毒症状,体温逐步上升,偶有胃肠道症状(恶心、呕吐及食欲缺乏等)。少数会出现糖尿病症状,上腹部或全腹压痛,脓肿较大时可触及包块。1/3～2/3 的患者可出现血清淀粉酶升高,可有肝功能损害,血清转氨酶和碱性磷酸酶升高,40%～48% 的患者可出现肾功能损害,血清尿素酶及肌酐增高。35％的患者有肺炎、肺不张、胸膜炎等表现。

（三）超声表现

脓肿前期，所累及的胰腺区域回声增强、增粗、不均，轮廓不清。继而转为急性期，脓肿边界模糊，中心有液性暗区。进入慢性期后，脓肿成熟，表现为胰腺周围或胰腺内无回声，边界不清，囊壁增厚不规则，无回声内可见随体位改变而浮动的点状回声，透声性较差。脓肿中检出强回声气体时有特异性诊断价值，是产气杆菌感染的表现。彩色多普勒显示囊壁可见血流，内部脓液无血流信号。

（四）超声造影表现

多数胰腺脓肿表现为动脉期有环状厚壁高增强，囊壁不规则，内部为无增强的液化脓腔，也可表现为蜂窝状增强，内可见多处液化无增强区。

（五）报告内容及注意事项

胰腺脓肿的超声报告应包括脓肿形态、回声，内部是否有液化区，是否有不规则厚壁，彩色多普勒内部是否有血流，囊壁血流情况。

超声造影报告应包括是否有环状厚壁高增强或蜂窝状增强，内部是否有无增强的液化脓腔。

超声对胰腺脓肿的检出率约为70％，有时不易鉴别胰腺脓肿、积液或假性囊肿，超声引导下脓肿穿刺、细菌培养有助于诊断，手术能明确诊断。

（六）鉴别诊断

胰腺脓肿应与胰腺假性囊肿鉴别，前者有脓肿前期至脓肿形成期的病程变化过程，脓肿形成后可见不规则厚壁，边界不清，内为无回声，透声性差，有时内可见气体样回声，患者有发热、全身中毒、败血症等表现。假性囊肿多数边界较清楚，囊壁多数光滑，少数可见厚薄不均、可见分隔或钙化，患者有急性胰腺炎病史。

第六节　胰腺肿瘤

一、胰腺浆液性囊性肿瘤

（一）流行病学及病因

浆液性囊性肿瘤通常发生于50～60岁的女性，最常见的是浆液性囊腺瘤，多孤立发生,约占胰腺囊性病变的 20％;在希佩尔-林道(von Hippel-Lindau,VHL)综合征患者中,病变呈多灶性。多数浆液性囊性肿瘤为微囊型浆液性腺瘤,其他少见病变有大囊型、实体型、VHL 相关型等。大囊型浆液性囊性肿瘤通常位于胰头部,男性多见。研究表明,少于 5％的浆液性囊腺瘤患者有局部浸润性,侵袭周围组织或血管,或直接延伸到胰周淋巴结;极少数病例可发生转移,表现为浆液性囊腺癌。

(二)临床表现

浆液性囊腺瘤多见于胰腺体尾部,其大小差异较大,多为偶然发现,通常零星发生,增长缓慢。患者以腹部包块、腹胀或非特异疼痛为主要症状。症状随肿瘤增大逐渐加重,餐后为著,服药无缓解。

即使肿瘤很大,浆液性囊腺瘤通常也是非浸润性的挤压而不是侵犯邻近结构,因此,胆道梗阻是浆液性囊腺瘤的罕见并发症。

(三)超声表现

典型微囊型浆液性囊腺瘤可表现为分叶状囊性肿物,呈多房或蜂窝状无回声,囊壁及分隔薄,囊腔小(直径＜2 cm),囊内分隔向心性分布,部分病例肿块中央可探及实性回声的中央瘢痕区和钙化。彩色多普勒可探及显示囊壁、分隔及中央瘢痕内的血管分布。

胰体部囊性占位,边界清晰,呈分叶状,内可见纤细分隔。

极度微囊化的浆液性囊腺瘤少见,超声难以分辨其小的囊腔,二维超声类似于实体肿块的高回声或低回声病灶,边界清,透声性好,瘤体后方回声增强;彩色多普勒可探及较丰富的血流信号。

大囊型浆液性囊性肿瘤胰头部多见,囊腔直径＞2 cm,数量有限,也可呈单室型。

浆液性囊腺癌,临床少见,多表现为类实性血供丰富的占位,与微囊型浆液性囊腺瘤相似,但可转移至胃和肝或出现周围组织的浸润。

(四)超声造影表现

浆液性囊腺瘤超声造影增强水平与胰腺实质接近,造影剂到达肿瘤后,囊性结构显示更加清晰,囊壁及囊内分隔动脉期呈蜂窝状高增强,囊壁薄,几乎无乳头状隆起,静脉期呈低增强。极度微囊化的浆液性囊腺瘤造影表现类似于血供丰富的实体病变。

(五)报告内容及注意事项

浆液性囊腺瘤的超声报告包括病灶的位置、大小,是否有分隔,囊腔大小,囊壁及分隔是否增厚,内壁是否光滑,是否有乳头样突起,主胰管是否扩张,是否有周边浸润现象;彩色多普勒还可显示病灶内是否有血流信号,周边血管是否有受侵征象等内容。超声造影则应重点描述病灶的边界,囊壁是否光滑,壁上有无结节状增强,囊壁、分隔及乳头状突起的增强及减退方式。

超声检查是评估及随访胰腺囊性病灶的首选方法。典型微囊型浆液性囊腺瘤的特点是有一个中央纤维瘢痕,这在 CT 和磁共振成像(MRI)中可以清楚地观察到。磁共振胆胰管成像(MRCP)能清晰地显示病变与胰管的关系。超声造影技术有时能比其他影像学检查更好地显示病变内的增强模式,观察到特征性的中央纤维瘢痕。多种影像学方法相结合更有助于判断病灶性质。

(六)鉴别诊断

1.浆液性囊腺瘤需与其他胰腺囊性病变鉴别

(1)胰腺黏液性囊性肿瘤:需与大囊型浆液性囊腺瘤鉴别。前者以女性患者为主,病变通常位于胰腺体尾部,内部结构复杂、透声性差,有附壁乳头样结构。外围的蛋壳样钙化是特征性征象。

(2)胰腺假性囊肿:患者多有胰腺炎史、外伤史或手术史,囊液透声性好;囊内容物可因存在坏死组织碎片而变得回声杂乱,超声造影无增强。

(3)胰腺导管内乳头状黏液性肿瘤:患者以老年男性为主,病变声像图表现为多房囊性、囊性为主囊实性或者实性病变内见小囊腔,胰管明显扩张,病变与扩张胰管相连。

2.极度微囊型浆液性囊腺瘤需与以下疾病鉴别

(1)神经内分泌肿瘤:二维超声中均表现为实体病变,超声造影、增强 CT 均表现为富血供病变,较难鉴别。MRI 和多排螺旋 CT 对其有较好的鉴别作用。此外对于功能性神经内分泌肿瘤,如胰岛细胞瘤、胃泌素瘤等,患者有高胰岛素、胃泌素相关的临床症状和血常规检查表现,也可起到鉴别的作用。

(2)浆液性微囊型囊腺瘤:多表现为血供丰富的类实性占位,但可转移至胃和肝或出现周围组织的浸润。

二、胰腺黏液性囊性肿瘤

(一)流行病学及病因

胰腺黏液性囊性肿瘤约95%见于女性,患者平均年龄为40～50岁,约占所有胰腺囊性病变的 10%。2010 年世界卫生组织(WHO)胰腺肿瘤分类对胰腺黏液性囊性肿瘤的定义为:囊性上皮性肿瘤,与胰腺导管系统不相通,可产生黏液,周围有卵巢样间质。胰腺黏液性囊性肿瘤覆盖从良性的黏液性囊腺瘤到黏液性囊性肿瘤伴相关浸润癌的系列病变,1/3 的胰腺黏液性囊性肿瘤伴有浸润性癌。其恶性病变多为囊腺瘤恶变而来,恶变风险随体积增大而加大。肿瘤进展缓慢,恶变时间一般较长,与浸润性癌相关胰腺黏液性囊性肿瘤患者通常比非侵袭性胰腺黏液性囊性肿瘤患者大 5～10 岁。

(二)临床表现

胰腺黏液性囊性肿瘤的临床表现主要取决于肿瘤的大小,通常为无症状的"偶发瘤",多为胰腺体尾部大体圆形的囊性病变。胰腺黏液性囊性肿瘤很少有症状,当显著增大时可因压迫出现腹部疼痛或腹部不适等症状。

胰头部肿瘤相对少见,症状出现较早,可压迫消化道引起梗阻,压迫胆总管下段,出现肝大、胆囊肿大、梗阻性黄疸等。

胰腺黏液性囊腺癌可侵犯邻近器官组织,如胃、十二指肠、结肠等,引起相关症状。但肿瘤生长、浸润缓慢,远处脏器转移较晚。肿瘤预后与浸润性成分的位置密切相关。

(三)超声表现

胰腺黏液性囊性肿瘤可表现为类圆形或分叶状肿物,以囊性为主,整体回声较低,单腔或少腔(一般不大于 6 个囊腔),囊腔可因黏液或出血而透声性较差,呈现为不均质的低回声,囊壁厚薄不均,厚壁部分>2 mm,内壁欠平整,壁及分隔上可有钙化或乳头状突起。非均质的内部回声影响病变分隔及壁上突起结节的显示。彩色多普勒超声显示囊腺瘤囊壁、分隔及乳头状结构内可见少量动脉血流信号。

病变与胰管不相通,通常不会引起胰管扩张,部分患者可有胰管的轻度扩张。由于肿瘤多生长在体尾部,常不压迫胆管,肿瘤较大时才有胆道梗阻的表现。

一项关于 163 例手术切除胰腺黏液性肿瘤的研究表明,恶性病变者直径>4 cm 或有乳头状突起。边界模糊,囊壁或分隔厚薄不均,囊内实性成分增多均为恶性病变的预测因素。此外,恶性病变可向邻近器官浸润性增长,引起周围淋巴结肿大。彩色多普勒超声显示实性成分血供较丰富,当肿瘤侵犯周围血管时,可出现相应的超声表现。

(四)超声造影表现

将黏液性肿瘤与非黏液性肿瘤鉴别是诊断的重点,多数黏液性囊腺瘤/癌内部实质与周围胰腺组织同时均匀增强,内部均见囊性无增强区,动脉期增强程度等于或稍高于胰腺实质。囊腺瘤边界清晰,囊壁较厚,囊内分隔较薄,静脉期增强程度稍低于胰腺实质。囊腺癌边界模糊,囊壁较厚,囊内分隔亦较厚,壁上可见乳头状增强灶,增强消退较快,静脉期增强程度低于胰腺实质。

(五)报告内容及注意事项

胰腺黏液性囊性肿瘤的超声报告包括病灶的位置、大小,内部有无分隔,囊壁及分隔是否增厚,内壁有无实性乳头样突起及其大小和形态,主胰管是否扩张,病灶与主胰管的关系,是否有周边浸润和周围淋巴结肿大等现象;彩色多普勒还可显示病灶囊壁、分隔及突起的血供情况,周边血管是否有受侵征象等。超声造影则应重点描述病灶的边界,囊壁是否光滑,壁上有无结节状增强,囊壁、分隔及乳头状突起的增强及减退方式。

超声检查是评估及随访胰腺囊性病灶的首选方法,但囊腔内部回声可因出血或囊液流失变得复杂,影响囊内分隔及乳头样突起的显示。增强 CT 及 MRI 能全面显示病灶,CT 检查能显示胰腺黏液性囊性肿瘤特征性的外围蛋壳样钙化。超声内镜可以近距离观察胰腺占位复杂的内部结构,如分隔及囊内乳头样突起。MRCP 能清晰地显示病变与胰管的关系。超声造影技术可消除囊内黏液、凝血块、组织碎片的影响,对囊内分隔及乳头样突起的检出率明显优于灰阶超声,有时能比其他影像学检查更好地显示病变内的增强模式。多种影像学方法相结合更有助于准确判断病灶的性质。

此外,可行超声引导下囊肿穿刺、抽吸,囊液分析可以区分肿瘤是否产生黏蛋白、有无脱落的异型恶性肿瘤细胞、囊液淀粉酶和肿瘤标志物高低等。胰腺黏液性囊性肿瘤囊液黏度大、癌胚抗原(CEA)水平升高,可与多种疾病进行鉴别。

(六)鉴别诊断

胰腺黏液性囊性肿瘤有潜在恶性风险,即使病变生长缓慢且无临床症状也有手术指征,因此需与其他胰腺非黏液性囊性病变鉴别。

(1)胰腺浆液性肿瘤:胰腺黏液性囊性肿瘤需与大囊型胰腺浆液性肿瘤鉴别。大囊型胰腺浆液性肿瘤患者以男性多见,无 CEA 的升高;病变多位于胰头部,囊液透声性一般较好,囊壁薄且光滑,无明显乳头状突起。

(2)胰腺假性囊肿:患者多有过胰腺炎、外伤或手术史,囊壁无乳头状突起,囊液透声性好；囊内容物可因坏死组织碎片而回声杂乱，行超声造影检查内容物无增强。

（3）胰腺包虫囊肿：包虫囊肿以肝脏多见，也可出现在胰腺内，表现为囊壁回声增高、光滑，囊内可见囊砂或子囊，无乳头状突起。

（4）胰腺导管内乳头状黏液性肿瘤：患者多为老年男性，病变声像图表现为多房囊性、囊性为主囊实性或者实性内见小囊腔，胰管明显扩张，病变与扩张胰管相连。

（5）胰腺癌或胰腺神经内分泌肿瘤囊性病变：病变表现复杂多样，可行超声引导下囊液抽吸，检查囊液内是否有恶性脱落细胞、是否有黏蛋白、囊液 CA19-9、CEA 等指标的高低。

三、胰腺导管内乳头状黏液性肿瘤

（一）流行病学及病因

胰腺导管内乳头状黏液性肿瘤由 WHO 在 1996 年正式定义，这是一类自良性腺瘤向交界性肿瘤、原位癌、浸润性腺癌逐渐演变的疾病，其特点为胰腺导管上皮肿瘤伴或不伴乳头状突起，并产生大量黏液造成主胰管和（或）分支胰管的囊性扩张。其病灶主要位于胰管内，产生大量黏液并滞留于胰管内，十二指肠乳头开口扩大伴胶冻样物附着。胰腺导管内乳头状黏液性肿瘤转移浸润倾向较低，手术切除率高，预后较好。

近年来，本病发生率逐年提高，据 Furuta K 的统计，胰腺导管内乳头状黏液性肿瘤占临床诊断为胰腺肿瘤的 7.5%，占手术切除胰腺肿瘤的 16.3%。

胰腺导管内乳头状黏液性肿瘤病变可累及胰管的一部分或整个胰管，位于胰头者占 60%，位于体尾者占 40%。在临床中分为分支胰管型（50%～60%）、主胰管型（40%～50%）及混合型。分支胰管型患者 5 年癌变率约为 15%，而主胰管型患者 5 年癌变率约为 60%。

（二）临床表现

胰腺导管内乳头状黏液性肿瘤患者多为老年男性，可有程度不等的上腹不适等临床症状，部分病例还伴有或曾出现胰腺炎的症状，可能是稠厚的黏液部分或完全阻塞胰管造成的。这种慢性持续阻塞还会造成胰腺实质功能的破坏，从而出现糖尿病、脂肪泻等较严重的临床表现，多见于恶性胰腺导管内乳头状黏液性肿瘤。胰腺导管内乳头状黏液性肿瘤患者还可能出现黄疸，这是因为恶性者可能出现胆管浸润及胆管梗阻，而良性者也可能由于大量黏液阻塞乳头部或形成胆管窦道而阻塞胆管。部分患者无明确临床症状,通常为肿瘤分泌黏液的功能尚不活跃和(或)生长部位远离胰头。

(三)超声表现

胰腺导管内乳头状黏液性肿瘤病灶均与扩张的胰管相连或位于其内部,绝大多数胰管扩张明显,但不是所有病灶超声均能显示其与导管相连。病变可表现为:①呈多房囊性或囊性为主的囊实性病灶突向胰腺实质;②扩张胰管内见中等回声或低回声;③病灶呈中等回声或低回声,内见少许不规则小或无回声。

超声显示病灶呈分叶状囊性结构,病灶侵及的主导管及分支导管均明显扩张,彩超显示囊壁及附壁结节上均探及略丰富的血流信号,为混合型。

彩色多普勒超声于恶性病灶内常可探及较丰富的血流信号,良性病灶内绝大多数难以探及血流信号。

经腹超声可显示胰腺内扩张的导管或与其相连的囊性或囊实性病灶,为诊断及分型提供可靠的信息。主胰管宽度≥7 mm、病灶直径≥30 mm、有附壁结节均为恶性的预测因素。

根据影像学资料的胰腺导管内乳头状黏液性肿瘤分型在临床应用中尤为重要,通常认为主胰管型及混合型多为恶性,分支型恶性发生率较低(6%～51%),但当后者显示出一些可疑征象,如病灶直径>3 cm、附壁结节、主胰管直径>6 mm、细胞学检查阳性以及出现临床症状时,应考虑恶性病变的可能。

(四)超声造影表现

附壁结节的判断目前仍是胰腺导管内乳头状黏液性肿瘤超声诊断中的难点,主要是一些小结节与黏液结节难以区分,超声造影可显示胰腺导管内乳头状黏液性肿瘤内的分隔和乳头状突起的强化,对壁结节超声造影的量化分析有助于其鉴别诊断。然而其可靠的诊断还需依据肿瘤与胰管相通,超声造影对一些病例也可更好地显示病灶与主胰管的关系。

(五)报告内容及注意事项

胰腺导管内乳头状黏液性肿瘤的超声报告包括:病灶的位置、大小,内部有无实性乳头状突起,主胰管是否扩张,病灶与主胰管的关系,是否有周边浸润现象,彩色多普勒显示病灶内是否有血流信号,周边血管是否有受侵征象。

超声造影则应重点描述病灶的边界,囊壁是否规则,壁上有无结节状增强,病灶与主胰管的关系。

经腹超声和CT对于全面显示病灶有一定优势,但对于分支型的小囊性病灶和附壁结节的敏感性不及 MRCP 和超声内镜;内镜逆行胰、胆管造影虽然也是本病重要的诊断方法之一,但在部分病例中受黏液的干扰难以显示导管扩张及病灶全貌。因此,多种影像学方法相结合更有助于准确判断病灶的性质。

此外,胰腺导管内乳头状黏液性肿瘤患者发生胰腺外肿瘤的比例较高(23.6%~32%),但与胰腺导管内乳头状黏液性肿瘤的良、恶性无明显相关。因此,对胰腺导管内乳头状黏液性肿瘤患者应注意对其他脏器的全面检查。

(六)鉴别诊断

胰腺导管内乳头状黏液性肿瘤的诊断需与胰腺黏液性囊腺性肿瘤鉴别,两者均产生大量黏液,但后者常见于绝经期妇女,多位于胰腺体尾部,具有较厚包膜,内部有分隔,通常为大囊(直径>2 cm)或多囊状结构,壁及分隔上可见钙化或乳头状突起,很少与胰管相通,囊腔可因黏液或出血而透声性较差,胰管无扩张或可见受压移位。

胰腺导管内乳头状黏液性肿瘤还需与慢性胰腺炎鉴别,因前者常伴有胰腺炎的症状,也会出现胰腺实质萎缩及导管扩张,易误诊为慢性胰腺炎。但慢性胰腺炎很少见到囊性占位以及囊性占位与胰管相通的现象,同时,慢性胰腺炎可见胰腺实质的钙化和(或)胰管内结石。

四、胰腺实性假乳头状瘤

(一)流行病学及病因

胰腺实性假乳头状瘤(solid-pseudopapillary tumor or neoplasm of the pancreas,SPTP or SPN)自 1959 年由 Frantz 首次报道后,曾以胰腺乳头状囊性肿瘤、胰腺乳头状上皮肿瘤、胰腺实性乳头状上皮性肿瘤、囊实性腺泡细胞瘤等命名。为充分地描述该肿瘤的主要特征,WHO 于 1996 年正式将该病命名为SPTP。SPTP 占胰腺原发肿瘤的 0.13%~2.7%,占胰腺囊性肿瘤的 5.5%~12%。SPTP 具有明显的年龄和性别倾向,好发于年轻女性(20~30 岁)。目前,WHO 将该病中的大部分病例归于交界性或有一定恶性潜能的肿瘤,其组织学来源尚未明确。该病转移浸润倾向较低,手术切除率高,预后较好。

(二)临床表现

SPTP 的临床表现多无特异性,主要症状为中上腹不适、隐痛,部分伴恶心、呕吐。部分患者于体检时偶然发现。与其他胰腺恶性肿瘤不同,黄疸、体质量减轻、胰腺炎十分少见,仅见于不到 12% 的 SPTP 患者。实验室检查包括消化道常用肿瘤标志物,如 CEA、CA19-9、CA242、CA724 等多在正常范围内。

(三)超声表现

SPTP 可发生于胰腺的任何部位,但以胰腺体尾部较多见。肿瘤大多体积较大,形态较规则,边界较清晰,常伴出血坏死,由于出血坏死成分所占比例不一,肿块声像图可表现为囊性、囊实性或实性。SPTP 大多呈外生性生长,9%~15%的病例会出现转移或局部侵犯。病变可表现为:①体积小者多以实性为主,呈低回声,边界清;②体积大者囊性坏死改变更明显,多为囊实性,部分可呈高度囊性变,仅在囊壁上残余薄层肿瘤组织。

SPTP 可有钙化,多为粗大钙化,可发生在肿瘤的周围呈蛋壳状,也可在肿瘤内部呈斑块状。肿块引起胰管及胆管扩张比例小且程度相对低。肿块多挤压周围的组织结构,而无明显侵犯。部分病灶彩色多普勒血流成像可探及肿块边缘或内部血流信号。有学者认为彩色多普勒表现与肿瘤大小、囊性变的程度、良、恶性无明显联系。

(四)超声造影表现

动脉期多见造影剂不均匀充填。肿瘤的包膜呈环状增强,病灶内部呈片状等增强或低增强,部分可见分隔样强化。静脉期造影剂大多快速减退,病灶呈低增强。病灶内出血坏死的囊性区域则始终显示为无增强区。

(五)报告内容及注意事项

SPTP 的超声报告包括:病灶的位置、大小,边界是否清晰,内部是否有无回声区,是否有钙化,彩色多普勒显示病灶内是否有血流信号,周边组织或血管是否有受侵征象。

超声造影则应重点描述病灶周边是否有环状强化,病灶内是否有始终无增强的区域。

胰腺为腹膜后器官,经腹部超声检查时容易受到上腹部胃肠道气体的干扰,而且 SPTP 大多呈外生性生长,部分肿瘤的定位诊断较困难。通过胃十二指肠水窗法、改变体位,或通过脾脏做透声窗观察胰腺尾部,尽可能清晰地显示胰腺结构及其与周边组织的毗邻关系,以便于更准确地判断肿瘤的来源。SPTP 发病率较低,目前人们对其认识仍不足,各种术前影像学检查误诊率均较高。一般对于年轻女性,具备以上超声表现者,应考虑到本病的可能。

(六)鉴别诊断

SPTP 需与囊腺瘤、囊腺癌鉴别:两者均以囊实性表现多见,相对而言,实性假乳头状瘤实性成分较多。囊腺瘤、囊腺癌多见于中老年女性,部分壁及分隔上可见乳头状突起。

SPTP 还需与无功能性胰岛细胞瘤鉴别:后者多见于中老年人,实性多见,内部回声较为均匀,钙化较少见,实质成分血流较丰富,出血囊性变者与 SPTP 鉴别较困难。

部分以实性表现为主的 SPTP 需与胰腺癌鉴别:胰腺癌肿物形态多不规则,与周围组织分界不清,较易引起胰、胆管的扩张。鉴别要点是胰腺癌具有浸润性生长的特点。

SPTP 还需与胰腺假性囊肿鉴别:后者多有胰腺炎史或外伤史、手术史,声像图一般为典型囊肿表现,囊壁较厚,囊内可由于出血、感染等出现回声,类似 SPTP 的声像图表现,但囊内实际为沉积物,而并非实性成分,超声造影可提供较可靠的鉴别信息。

五、胰腺导管腺癌

(一)流行病学及病因

胰腺导管腺癌(pancreatic ductal adenocarcinoma,PDAC,以下简称"胰腺癌")是恶性度最高、起病隐匿的肿瘤之一。在恶性肿瘤病死率中居第 4 位,5 年生存率仅为 8%。

胰腺癌的早期症状不明显,且无法确诊,大部分发现时已进入晚期,仅有 20% 的患者适合手术,可行手术切除患者的中位生存时间为 12.6 个月,未行手术切除患者的中位生存时间为 3.5 个月,因此,对胰腺癌的早期诊断显得尤为重要。

(二)临床表现

早期症状不明显,且无特异性,仅表现为上腹轻度不适或隐痛。进展期胰腺癌最常见的三大症状为腹痛、黄疸和体质量减轻。

1.腹痛

腹痛是胰腺癌的常见或首发症状,早期腹痛较轻或部位不明确,易被忽略,至中晚期腹痛逐渐加重且部位相对固定,常伴有持续性腰背部剧痛。

2.黄疸

黄疸是胰头癌的突出症状,约 90% 的胰头癌患者病程中出现黄疸。约半数患者以黄疸为首发症状,随黄疸进行性加深,伴皮肤瘙痒、茶色尿、陶土便。

3.体质量减轻

体质量减轻虽非胰腺癌的特异性表现,但其发生频率甚至略高于腹痛和黄疸,故应予以重视,特别是对不明原因的消瘦。

4.消化道症状

胰腺癌患者最常见的消化道症状是食欲缺乏和消化不良,患者常有恶心、呕吐和腹胀,晚期可有脂肪泻。

5.其他表现

部分胰腺癌患者有持续或间歇性低热,有时出现血栓性静脉炎。

(三)超声检查适应证

(1)上腹不适或常规体检者,需了解胰腺情况。超声检查是发现胰腺肿瘤、胰腺炎的首选检查方法。

(2)胰腺局灶性病变的定性诊断,鉴别肿块的性质。

(3)临床症状疑似胰腺肿瘤或实验室相关肿瘤标志物升高的病例。

(4)黄疸查因和不明原因的胰管扩张、胆管扩张。

(5)闭合性腹部外伤,疑存在胰腺损伤者。

(6)胰腺移植,全面评估供体血管通畅性和灌注情况,以及随访中出现的异常病变。

(7)胰腺癌局部动脉灌注化疗、局部放疗、消融治疗、注药治疗后等评价疗效。

(四)超声检查观察内容

超声要注意胰腺癌的直接征象(如胰腺外形、轮廓及内部回声变化,胰腺内肿块)和间接征象(如胰、胆管扩张,血管受压移位、变窄,周围脏器移位受侵犯,淋巴结转移、肝转移)。

1.胰腺大小及外形变化

胰腺大小及外形变化是影像学最易发现的征象。胰腺局限性肿大,局部膨隆,形态僵硬。

2.胰腺内肿块

直径小于 2 cm 的肿块超声多表现为较均匀低回声,无包膜。随肿块增大,内部回声不均匀,可合并液化、钙化。肿块轮廓不清,形态不规则,浸润生长,后方回声衰竭。彩色多普勒血流成像:典型胰腺癌为少血供肿瘤,少数胰腺癌病灶内部或边缘可见短条状血流。

3.胰、胆管扩张

胰腺癌在发病的全过程中,60%~90%的病例出现梗阻性黄疸,胰头癌则更多,胰管全程扩张。癌灶位于胰腺体尾部时,胰管可无扩张。

4.胰周血管受压或受侵

胰周血管受侵是胰腺癌不可切除的主要原因之一。胰腺周围大血管较多,肿瘤较大或外生性生长时,相邻大血管可被推移、挤压变形,或被肿瘤包绕,甚至在管腔内见实性回声。

5.周围脏器受侵

易受侵的脏器为脾、胃、十二指肠等。脏器与胰腺之间的脂肪间隙消失,脏器表面正常高回声浆膜界面连续性中断。

6.淋巴结转移

胰周见到直径>1 cm 的低回声淋巴结时,应考虑区域淋巴结转移的可能。

7.肝转移

肝脏是胰腺癌最常见的转移部位,由于肝转移瘤的诊断直接影响到治疗方案的制订和对预后的估计。因此,胰腺癌超声检查时,应同时重点检查肝脏。

(五)超声造影表现

目前超声造影多使用第二代超声造影剂——声诺维,即六氟化硫微泡。欧洲医学和生物学超声协会发布的《超声造影指南》已经明确超声造影在淋巴结、胃肠道、胰腺、脾脏及肝胆系统疾病的诊断与鉴别诊断中的价值。

与周边正常的胰腺实质相比,多数胰腺癌呈不均匀低增强,少数呈等增强。有学者从 6 个中心选择了 1 439 例胰腺占位性病变患者,其中实性病变 1 273 例,将患者超声造影结果与病理诊断比较。超声造影判断胰腺癌标准为:静脉注射造影剂后病灶增强程度低于周围正常组织,结果显示超声造影诊断胰腺癌的准确率为87.8%。胰腺癌病灶内的造影剂退出时间明显早于胰腺实质,渡越时间短于胰腺实质。这与肿瘤内部结构异常、血管迂曲及动静脉瘘形成有关。病灶内部出现液化坏死时,可出现局部造影剂充盈缺损。

(六)报告内容及注意事项

超声报告应涵盖上述胰腺癌直接及间接超声征象所涉及的方面。包括:胰腺形态、大小、整体回声;胰腺肿块部位、大小、内部及后方回声、边界、形态及血流情况;胰、胆管有无扩张,判断梗阻部位;胰周大血管及脏器有无受侵;胰周、腹膜后有无肿大淋巴结;肝脏有无可疑转移灶。

经腹超声具有简便易行、经济及无创等优点,常用于筛查胰腺占位性病变。然而,经腹超声存在很多局限:①绝大多数胰腺实性占位表现为低回声或者混合回声,故对于病变良、恶性鉴别诊断价值有限。②胰腺位于后腹膜腔,解剖位置深,易受胃肠道气体、肥胖等因素影响,常规超声容易漏诊小胰腺癌(特别是直径<1 cm者),以及胰腺钩突、胰尾肿块。必要时可采取加压、改变体位或饮水,使胃充盈,以此作为声窗,改善胰腺的显示。③老年人胰腺萎缩,脂肪变性,胰腺体积小而回声高,因此,当老年人胰腺饱满,回声较低时,应予以注意。④部分胰腺癌仅表现为外形僵直或外形增大、局部膨隆,肿块与胰腺实质回声接近时,应高度重视,此时可行超声造影,并结合 CT 动态增强薄层扫描。⑤个别全胰腺癌可仅表现为胰腺弥散性增大、回声不均、边界不整,各部比例正常,容易漏诊。⑥胰腺癌血供较少,故彩色多普勒超声往往难以显示血流信号,但是,可以作为与其他胰腺实性占位鉴别的手段,如胰腺神经内分泌肿瘤,因为后者多数为多血供肿瘤。

(七)鉴别诊断

1.肿块型胰腺炎

该病与胰腺癌均以胰头多见。肿块型胰腺炎典型超声表现为:病灶内部为低回声,可有钙化,后方回声衰减不明显,病灶边界不清,胰管可穿过肿块,呈串珠状扩张,有时可见结石。肿块型胰腺炎超声造影动脉期表现为缓慢、弥漫增强,与周围胰腺实质增强模式及程度相似,呈"实质样"增强,静脉期造影剂退出速率与周围胰腺相似。

2.胰腺囊腺癌

当囊腺癌以实性为主时需与胰腺癌鉴别。以实性为主的囊腺癌回声较高,透声性好,后方衰减不明显或增强,不伴导管扩张,病灶内血流较丰富。超声造影可见蜂窝状增强、囊壁及分隔强化或内部结节样强化。

3.胰腺神经内分泌肿瘤

胰腺神经内分泌肿瘤较少见,分为功能性与无功能性,其中以胰岛细胞瘤最常见。功能性神经内分泌肿瘤有典型的内分泌症状,但是因为肿瘤较小,经腹超声难以显示。无功能性神经内分泌肿瘤由于患者无症状,发现时肿瘤较大。神经内分泌肿瘤较小时,边界清,形态规则,内部呈较均匀低回声,病灶较大时内部回声不均,可见液化区。彩色多普勒超声显示肿瘤内部血流信号较为丰富。超声造影多表现为动脉期的高增强,静脉期的快速退出而呈轻度低增强。大的无功能性神经内分泌肿瘤因坏死和囊性变可表现为不均质高增强。

4.壶腹周围癌

由于肿瘤部位特殊,病灶较小即出现胆道梗阻,临床出现黄疸,超声表现为胆管扩张。肿瘤位于管腔内,可呈等回声或高回声。胰管无明显扩张。

5.腹膜后肿瘤

病灶位置较深,位于脾静脉后方,与胰腺分界较清晰,不伴胰、胆管扩张。

六、胰腺腺泡细胞癌

(一)流行病学及病因

胰腺腺泡细胞癌是一种临床罕见的恶性肿瘤,来源于腺泡。虽然胰腺中80%以上的组织由腺泡细胞构成,仅4%的组织由导管上皮构成,但胰腺腺泡细胞癌的发病率远低于导管腺癌,仅占胰腺癌的1%～2%,于1908年首次报道,发病机制尚不明确。有研究表明,可能与 microRNA 表达的改变和胰腺腺泡的瘤性转化及恶性转变相关。大约 1/3 的腺泡细胞癌中可有散在的神经内分泌细胞标志物的阳性表达,当表达超过 30%时,则称为混合性腺泡-内分泌癌,由于其病理学和生物学行为与腺泡细胞癌相似,因此被认为是后者的一个亚型。

本病预后较差,易早期转移至局部淋巴结和肝。中位生存期约为 18 个月,1 年生存率为 57%,3 年生存率为 26%,5 年生存率为 5.9%,介于胰腺导管腺癌和胰腺神经内分泌肿瘤之间,优于导管腺癌的 4%,因此,早期确诊并积极手术治疗可以改善预后。

(二)临床表现

与导管腺癌的发病高峰年龄(60～70 岁)相比,胰腺腺泡细胞癌平均发病年龄相对年轻,在 50 岁左右,男性多见,男女发病之比为 2∶1,罕见于儿童及青少年。

临床表现多为非特异性的消化道症状。因肿瘤以膨胀性生长为主,无明显"嗜神经生长"和"围管性浸润"的特点,早期症状不明显。当肿瘤较大压迫周围器官时可引起相关并发症,通常有腹痛、恶心、腹泻、体质量减轻等,发生胆管梗阻及黄疸的概率较低。4%～16%的患者可因脂肪酶的过度分泌而并发胰源性脂膜炎,表现为皮下脂肪坏死、多关节病等。

目前尚未发现胰腺腺泡细胞癌的特异性肿瘤标志物,AFP、CA19-9、CA125、CA72-4、CA50、CA242、CA15-3 和 CEA 升高的病例呈分散分布,即使肿瘤较大或已发生肝转移,CA19-9 升高亦不明显。

(三)超声表现

胰腺腺泡细胞癌可发生于胰腺各部位,在胰腺导管内罕见,累及全胰腺更为少见。但好发部位研究结果各异,部分学者认为胰头部多见(占 42%～53%),胰尾部次之(占 27%～47%);部分研究未发现确切好发部位。

多为单发,因症状不明显,通常发现时瘤体较大,直径为 7～10 cm,直径＞10 cm者不多见,直径明显比导管腺癌大 3 cm。肿瘤以实性成分为主,较大时易出现囊性变,可伴出血坏死和钙化。肿瘤呈膨胀性生长,对周围器官常表现为压迫性改变,而非浸润性。因此,肿瘤边界清晰,增强 CT 扫描时边缘可见完整或部分性包膜,与邻近组织分界清晰,MRI上瘤胰分界面多数存在,这是由邻近组织受压及反应性纤维组织增生所致。肿瘤较少沿胰管浸润,对胰管的影响主要是外压性,故胰、胆管扩张少见。彩色血流显示,多数病灶内可探及血流信号,丰富程度不等。

虽然胰腺腺泡细胞癌肿瘤有包膜,但侵袭性仍很高,50%的患者诊断时已经有区域淋巴结甚至肝转移,也可侵犯静脉发生瘤栓。

(四)超声造影表现

超声造影对于该病的认识及研究尚处于早期阶段,相关文献相对较少。2016 年,Tanyaporn 对 5 例该病患者进行超声内镜检查,发现大部分(4/5)病灶表现为逐渐增强,有别于导管腺癌的低增强模式。该病的 CT 增强模式可分富血供和乏血供两种类型,后者居多。因肿瘤间质为血窦样结构,肿瘤内部常伴坏死、结构异质,故呈渐进性强化,强化不均匀。富血供者坏死范围小,更易于表现为均质;乏血供者坏死更多见,更倾向于不均质。虽然强化程度低于正常胰腺,但有学者认为胰腺腺泡细胞癌的强化比导管腺癌强,这可能与肿瘤间质富含血窦以及纤维瘢痕增生较少有关。部分研究还发现延迟期肿瘤与胰腺组织强化相近,认为是由于胰腺组织在门静脉期以后强化衰减加速,而肿瘤本身持续强化的结果。

(五)报告内容及注意事项

胰腺腺泡细胞癌的超声报告包括:病灶的位置、大小、边界,是否有周边浸润现象,彩色多普勒显示病灶内是否有血流信号,周边血管是否有受侵征象。

胰腺腺泡细胞癌侵袭性很高,50%的患者诊断时已经有区域淋巴结甚至肝转移。因此,在工作中还需注意对肝脏及邻近脏器、血管的仔细扫查,为临床提供更全面的信息。增强 CT 和 MRI 对淋巴结的观察有一定优势,因此,多种影像学方法相结合更有助于准确判断病灶的性质。

（六）鉴别诊断

腺泡细胞癌超声表现类似于胰腺导管腺癌、无功能神经内分泌肿瘤、实性假乳头状瘤、黏液性囊腺瘤等病，均可表现为较大肿物，伴坏死和钙化，不均匀增强。需加以鉴别。

1.导管腺癌

临床上腹痛明显，胰头多见，易侵犯胰、胆管引起黄疸。肿瘤体积多小于胰腺腺泡细胞癌体积，呈浸润性生长，无包膜，边界不清，内部血供少，强化程度明显低于正常胰腺组织。

2.无功能神经内分泌肿瘤

多见于青中年患者，属于富血供肿瘤，内部血流丰富。即使伴较大范围囊变、坏死区者，其实性成分动脉期仍呈明显强化。容易出现血行转移，淋巴结转移少见。动脉期明显强化的特点有别于本病。

3.实性假乳头状瘤

实性假乳头状瘤好发于年轻女性，表现为有包膜、边界清楚的肿块，一般不出现胰、胆管扩张，恶性度低，较少出现转移。体积较大伴有囊变时难与本病鉴别，发病年龄及性别有一定鉴别意义。

4.黏液性囊腺瘤

黏液性囊腺瘤常见于中年妇女，随肿瘤体积增大，其恶性度增高，直径>8 cm可考虑为恶性。通常为大囊（直径>2 cm）或多囊状结构，具有较厚包膜，边界清晰，可有分隔，囊壁光滑可见钙化，易与本病鉴别。

七、胰腺神经内分泌肿瘤

（一）流行病学及病因

胰腺神经内分泌肿瘤是源于胰腺多能神经内分泌干细胞的胰腺肿瘤，这些细胞多分布于胰岛，曾命名为胰岛细胞瘤和胰腺内分泌肿瘤。包括高分化神经内分泌瘤和低分化神经内分泌癌。发病率为（0.25～0.50）/10 万，逐年升高。本病占胰腺原发肿瘤的1%～5%，可发生在任何年龄，发病高峰年龄为30～60 岁，无性别差异。

胰腺神经内分泌肿瘤分为功能性和无功能性两类。多数为功能性胰腺神经内分泌肿瘤，包括胰岛素瘤、胃泌素瘤、胰高血糖素瘤、血管活性肠肽瘤及更罕见的生长抑素瘤、胰多肽瘤、生长激素释放激素瘤、促肾上腺皮质激素瘤等，其中胰岛素瘤最常见,其次为胃泌素瘤。各类型流行病学特点不尽相同。无功能性胰腺神经内分泌肿瘤占胰腺神经内分泌肿瘤的 15%～20%,多见于青年女性。其中直径<0.5 cm 的无功能性神经内分泌肿瘤称为胰腺神经内分泌微腺瘤。目前除了胰腺神经内分泌微腺瘤是良性的以外,所有胰腺神经内分泌瘤都具有恶性潜能。

胰腺神经内分泌肿瘤多为散发病例,病因不明,部分为相关性家族性综合征,如多发性内分泌腺瘤病Ⅰ型、VHL综合征和神经纤维瘤病呈聚集性。

(二)临床表现

功能性胰腺神经内分泌肿瘤因不同细胞来源,产生主要激素不同而表现为不同的临床综合征;无功能性胰腺神经内分泌肿瘤血清激素水平无变化,早期无明显症状。肿瘤增大后临床主要表现为梗阻性黄疸、胰腺炎、上腹痛、十二指肠梗阻、体质量减轻和疲劳等。

(三)超声表现

可发生于胰腺任何部位,某些功能类型有一定分布倾向。大小不一,功能性胰腺神经内分泌肿瘤一般较小,胰岛素瘤多为 1～2 cm,胃泌素瘤也多<2 cm,而无功能性胰腺神经内分泌肿瘤可以长大至 10 cm。

1.二维超声表现

(1)胰腺神经内分泌瘤:肿瘤较小时,内部多呈均匀的低回声,甚至为极低回声,少数为高回声;呈圆形或椭圆形,形态规则,边界清晰;肿瘤尾侧胰管无明显扩张。肿瘤较大时,形态可不规则,内部可合并出血、囊性变,表现为形态不规则,内部回声不均,出现无回声区,偶可见到钙化形成的斑块状强回声,并可出现挤压周围脏器和血管的相关征象。肿瘤可转移至周围淋巴结和肝脏,肝脏转移病灶<1 cm,为边界清晰的低回声或无回声,病灶增大后多表现为强回声。

(2)胰腺神经内分泌癌:除了胰腺神经内分泌瘤的各种表现外,形态更加不规则,与周边分界不清晰,也可出现转移征象。

2.彩色多普勒超声表现

典型病灶内可探及丰富血流信号,但在小病灶和深部病灶内血流探测受限。胰腺神经内分泌癌血流走向杂乱。

(四)超声造影表现

因为肿瘤的富血供,典型的超声造影表现为早期的边界清晰、快速高增强或等增强。较小病灶多数为均匀增强,但病灶出现囊性变、坏死时,可表现为不均匀增强。但也有少部分肿瘤因为间质含量高,表现为低增强。

(五)报告内容及注意事项

超声报告包括:病灶的位置、大小、数目、边界,内部回声是否均匀,主胰管是否扩张,彩色多普勒显示病灶内是否有血流信号,周边血管、胆管是否有受压征象,周围淋巴结是否受侵,肝脏是否有转移。

经腹超声对于病灶定位及诊断有一定帮助,但对于小病灶和深部病灶探测敏感性不及 CT、超声内镜以及生长抑素受体显像。因此,多种影像学方法相结合更有助于准确判断病灶的术前定位。胰腺术中超声的检出率可高达 96%。

此外,超声能很好地显示胆管、胰管和周围血管的受累情况,对于肝脏转移病灶的检出敏感性和特异性高(88%～95%),因此经腹超声检查可以比较全面地评估胰腺神经内分泌肿瘤,利于其定性诊断。结合临床表现有助于初步判断胰腺神经内分泌肿瘤的类型。

(六)鉴别诊断

1.胰腺癌

胰腺癌边缘不规则,内部多呈低回声或混合回声,胰头癌多伴有胆道或胰管扩张、周围脏器或组织受压、浸润以及转移征象,超声造影多表现为低增强,与典型的胰腺神经内分泌肿瘤不难鉴别。但胰腺神经内分泌肿瘤出现恶性征象(或胰腺神经内分泌癌)时,两者鉴别较困难,需要结合临床信息综合判断。

2.胰腺囊腺瘤(囊腺癌)

胰腺神经内分泌肿瘤以实性成分为主时,较易与囊腺类肿瘤鉴别。当囊性变区域较多、较大,内部呈分隔样改变时,与呈多房大囊样表现的黏液性囊腺类肿瘤较难鉴别,但神经内分泌肿瘤囊性变后分隔往往较囊腺类肿瘤分隔厚且不规则。

3.胰腺周围脏器的肿块

无功能性胰腺神经内分泌肿瘤由于体积较大,常表现为左上腹肿块,因此需要与胃、左肾、左肾上腺和腹膜后肿瘤鉴别。胃肿瘤位于脾静脉前方,饮水后可鉴别。左肾、肾上腺和腹膜后肿瘤位于脾静脉后方。

八、胰母细胞瘤

(一)流行病学及病因

胰母细胞瘤是一种罕见的恶性胰腺上皮源性肿瘤,占所有胰腺肿瘤的

0.16％～0.5％，在儿童的胰腺肿瘤中占30％～50％。由Frable等在1971年首次描述其组织学特征。肿瘤大部分为实性成分，常有包膜，质软，可有出血、坏死、钙化、囊性变，镜下可见鳞状小体和含有酶原颗粒的细胞结构。

胰母细胞瘤好发于亚洲人，大多发生于婴幼儿，发病中位年龄为4岁，男性多于女性，偶可见于成人。胰母细胞瘤可以单独发生，或与遗传综合征如脐疝-巨舌-巨人症（Beckwith-Wiedemann综合征）或家族性腺瘤性息肉病联合发生。

胰母细胞瘤的分子遗传学发病机制仍不清楚，但曾有病例报道显示，在Beckwith-Wiedemann综合征患者以及家族性腺瘤性息肉病患者中，胰母细胞瘤可联合出现，表明其可能具有独特的分子遗传学改变，有报道称先天性囊性胰母细胞瘤与Beckwith-Wiedmann综合征相关是由于APC/β联蛋白信号通路的改变。染色体11p上的等位基因丢失是胰母细胞瘤中最常见的遗传改变，在胰母细胞瘤的患者中约占86％。

(二)临床表现

胰母细胞瘤可以发生在胰腺的任何部分，约50％的肿瘤位于胰头部。由于生长缓慢且早期无明显症状，发现时常常因体积较大而难以判断其来源。

胰母细胞瘤的临床表现通常是非特异性的。常见的症状和体征包括腹痛、腹部包块、体质量减轻、呕吐、腹泻和贫血。当胰头部肿瘤体积较大时，可压迫十二指肠及胃幽门部，导致机械性梗阻、黄疸、呕吐及胃肠道出血的发生。当肿瘤转移至腹膜时可以引起腹水。在个别病例报道中，胰母细胞瘤也可引起库欣综合征和抗利尿激素分泌失调综合征。

文献报道，40％～70％的胰母细胞瘤患者会出现血清AFP水平升高，因而AFP是诊断胰母细胞瘤的常见肿瘤标志物。部分患者中也可偶见乳酸脱氢酶、α1抗胰蛋白酶和CA19-9升高，其他肿瘤标志物没有显示出明显的相关性。

与成人相比，胰母细胞瘤在婴儿和儿童患者中具有较弱的侵袭性。胰母细胞瘤可局部包绕相邻血管并浸润周围器官、网膜及腹膜，肝脏是其最常见的远处转移部位，其次是区域性淋巴结和腹膜，较少见到肺、骨、后纵隔和颈淋巴结转移。

胰母细胞瘤的发生、发展的过程较慢，可适用各种常见形式的肿瘤治疗，但手术治疗目前仍被认为是最有效的治疗方式。

(三)超声表现

胰母细胞瘤可发生在胰腺任何部位，好发于胰头或胰尾。体积通常较大，边界清晰,以低回声为主,回声不均,内可见出血或坏死等形成的囊性部分,体积较大者常回声混杂,部分瘤体内可见钙化。发生于胰头者应常规仔细探查胆总管。

与血管关系:可包绕邻近腹膜后大血管(如腹腔干及其分支、肠系膜上动脉等)。也可在脾静脉内形成瘤栓,并向肠系膜上静脉、门脉内延伸,伴侧支形成。有时脾静脉被瘤栓充盈,并明显增粗似瘤块样,探查时容易误认为是瘤体的一部分,因此要注意分辨。

少数巨大肿瘤可以将胰腺全部破坏,致使胰腺区域均为瘤组织占据,见不到周边残存的胰腺组织,脾静脉紧贴肿瘤后缘,可以此判断肿瘤来源于胰腺,此时也要想到胰母细胞瘤的可能。

(四)报告内容及注意事项

胰母细胞瘤的超声报告包括:肿瘤大小,起源器官,肿瘤边界清晰度,肿瘤内部回声,是否存在钙化、腹水、胆管和(或)胰管是否扩张,是否有局部浸润,是否包绕周围重要血管,是否存在转移灶,是否形成静脉瘤栓。

超过15%的胰母细胞瘤患者在诊断时存在转移,其他的患者在疾病进展过程中发生转移。肝脏是最常见的转移部位,也可发生局部淋巴结、腹膜、骨骼和肺转移瘤等,血管浸润不常见。腹水可能是肿瘤扩散的指标。因此,在超声扫查时应注意这些部位的着重扫查。

(五)鉴别诊断

当肿瘤体积较大,且起源不易确定时,区分胰母细胞瘤与其他儿科腹部肿块可能是困难的。在这种情况下,儿童患者中的鉴别诊断应包括体积较大的腹膜内或腹膜后肿块,例如神经母细胞瘤。

神经母细胞瘤常常表现为体积较大、内部回声不均、伴钙化的腹部肿块。由于该肿瘤具有尿儿茶酚胺及其代谢产物增高的特征,可根据临床信息与胰母细胞瘤相区分。神经母细胞瘤多位于肾上腺区,需与位于胰尾部的胰母细胞瘤鉴别,前者多边界清晰,呈分叶状,内部回声不均匀,在低回声区间有强回声光斑伴声影,肾脏有受压推移现象,较早发生转移。

当肿瘤明显来源胰腺时,鉴别诊断主要为胰腺的囊性及囊实性肿物,特别是当胰母细胞瘤发生于年龄稍长的儿童,且瘤体较小、无瘤栓形成时,需与SPTP鉴别。

SPTP好发于年轻女性,胰腺体尾较多见。肿瘤大多体积较大,边界较清晰,常伴出血坏死,声像图多表现为囊实性或实性,可有蛋壳状或斑块状钙化。

SPTP 对周围组织常无明显侵犯,病灶较大时对周边组织、血管形成推挤移位,仅少数病例出现转移。

偶发于成人的病例鉴别诊断中包括胰腺导管腺癌、腺泡细胞癌、实性乳头状上皮肿瘤、腺瘤和内分泌肿瘤等。胰腺导管腺癌多发生在老年男性的胰头区,与胰母细胞瘤不同,其坏死、出血和钙化罕见。腺泡细胞癌类似于胰母细胞瘤,可以表现为体积较大、质软、分叶状、边界清晰的肿瘤,内部可发生坏死并易转移至肝脏和淋巴结,但其缺乏钙化和肺转移的倾向可能有助于与胰母细胞瘤相区分。

九、胰腺淋巴瘤

(一)流行病学及病因

胰腺淋巴瘤是一种较罕见的胰腺肿瘤,占胰腺恶性肿瘤的 0.16%～4.9%,病理类型多为 B 细胞非霍奇金淋巴瘤。胰腺淋巴瘤可以分为原发性和继发性两类。原发性胰腺淋巴瘤临床上极为少见,不到结外淋巴瘤的 2%,仅占胰腺肿瘤的 0.5%。2016 年,WHO 框架指南将原发性胰腺淋巴瘤定义为"起源于胰腺组织的结外淋巴瘤,可浸润毗邻淋巴结及远处转移,首发临床征象位于胰腺"。继发性胰腺淋巴瘤为全身淋巴瘤胰腺受累的表现,相对多见,尸检中其在非霍奇金淋巴瘤患者中发生率可达 30%。

(二)临床表现

原发性胰腺淋巴瘤多见于中老年男性,临床表现缺乏特异性,腹痛(83%)是最常见的临床症状,随后是腹部包块(54%)、体质量减轻(50%)、黄疸(37%)、急性胰腺炎(12%)、小肠梗阻(12%)、腹泻(12%)等。继发性胰腺淋巴瘤在发现前,其原发部位淋巴瘤诊断多已明确。

(三)超声表现

原发性胰腺淋巴瘤胰头多见,多表现为体积较大的低回声,彩色多普勒内部多无血流信号,常伴有肾静脉下方腹膜后淋巴结肿大。超声内镜是诊断原发性胰腺淋巴瘤的重要工具,当超声内镜发现胰腺有体积较大的低回声、无明显胰管受累及胰管扩张、胰周淋巴结肿大等特点常提示原发性胰腺淋巴瘤可能。

(四)报告内容及注意事项

超声报告主要内容包括:病灶的回声、位置、大小、胰管是否扩张,彩色多普勒显示病灶内是否有血流信号,周边血管是否有受累征象等。

原发性胰腺淋巴瘤由于缺乏特异性临床表现且较为罕见,易误诊为胰腺癌,两者治疗方法及预后存在较大差异。超声内镜及超声内镜引导下细针穿刺活检术（endoscopic ultrasound-guided fine-needle aspiration，EUS-FNA）是诊断原发性胰腺淋巴瘤较为可靠的方法。此外，CT、MRI 及正电子发射断层显像（PET）/CT 也是诊断原发性胰腺淋巴瘤常用的影像学方法，多种影像方法的结合更有助于准确判断病灶的性质，提高原发性胰腺淋巴瘤诊断率。继发性胰腺淋巴瘤结合病史及胰腺占位多不难诊断。

（五）鉴别诊断

原发性胰腺淋巴瘤和胰腺癌的一些临床表现及影像学特征有相似之处，但两者治疗方法及预后存在较大差异，因此鉴别诊断十分重要。原发性胰腺淋巴瘤肿瘤体积较大，通常无明显胰管受侵及胰管扩张表现，常伴有肾静脉下方腹膜后淋巴结肿大，而胰腺癌肿瘤体积较小，有明显胰管受侵及胰管扩张表现，且易侵入血管导致肝内转移。两者的鉴别诊断还应结合临床表现、检验结果及其他影像学检查，明确诊断需要病理学的帮助。继发性胰腺淋巴瘤为全身淋巴瘤胰腺受累的表现，胰腺出现病变通常较晚，诊断不难。

十、胰腺转移肿瘤

（一）流行病学及病因

胰腺转移肿瘤非常罕见，其发病率为 $1.6\% \sim 5.9\%$，而超声内镜引导下细针穿刺活检术发现率为 $0.7\% \sim 10.7\%$。

最常见的转移胰腺原发性肿瘤包括肾细胞癌、肺癌、乳腺癌、恶性黑色素瘤、胃肠道癌、前列腺癌。此外，几乎所有的造血肿瘤都可以累及胰腺，其中非霍奇金淋巴瘤最常见。

转移可以通过不同的方式：通过直接侵袭、淋巴或血行。直接侵犯胰腺实质一般来自邻近结构，如十二指肠乳头、肝外胆管和胃、十二指肠、结肠的肿瘤。继发胰腺的淋巴瘤和白血病通常源自受累的胰周淋巴结，但最常见的肾细胞癌的转移途径尚不清楚。

由于独特的肠系膜淋巴引流，结肠癌最常见的转移部位是胰头下部。但绝大多数（75%）涉及多节段。

（二）临床表现

绝大多数的患者在诊断时无症状。只有当肿瘤相当大时，才会产生具体的症状，如消化道出血、消化道梗阻、腹痛或黄疸，与原发性胰腺腺癌相似。其他一般症状包括疲劳、体质量减轻、腹痛。罕见的症状包括胰腺功能不全、腹部包块和胰腺炎。血清肿瘤标志物一般在正常范围内。在一项回顾性研究的 220 名患者中,27.6％无症状,25.2％表现黄疸,11.4％表现腹痛。

(三)超声表现

通常无特征性的超声表现,可表现为单发、多发,或弥散性胰腺受累。较大肿瘤的病灶内可液化坏死和钙化。不伴有主胰管和胆总管扩张。

彩色多普勒可显示病灶内血流丰富,部分病灶内仅见少许血流。

(四)超声造影表现

肾细胞癌是最常见的胰腺转移肿瘤,超声造影可显示其胰腺转移病灶强化,有助于与低血供的胰腺导管腺癌鉴别。然而肾细胞癌胰腺转移瘤的超声造影特征,并不能与胰腺内分泌肿瘤相区别。同时低血供的转移肿瘤,如肺癌、部分乳腺癌表现病灶未强化。

(五)报告内容及注意事项

胰腺转移肿瘤的超声报告包括:病灶的位置、大小,病灶内部是否有坏死液化、钙化、主胰管和胆总管是否扩张,是否有周边浸润现象,彩色多普勒显示病灶内是否血流丰富,周边血管是否有受侵征象。

经腹超声虽然可清晰显示病灶,但 CT 和 MRI 可更加准确地诊断单个病灶,特别是多发病灶。例如,来源于高血供原发灶的转移肿瘤,如肾细胞癌转移癌,通常在动脉期迅速增强。在 MRI 中,转移病灶通常是低信号,T_1 加权脂肪抑制图像上表现为稍低信号,T_2 加权图像上表现为稍高信号。具有与原发肿瘤相同的增强模式。较大转移可能存在 T_2 表现为高信号中心坏死和周边强化。临床诊断主要结合临床病史,最终需要活检明确诊断。

(六)鉴别诊断

大多数胰腺转移瘤无特异影像表现,但肾细胞癌、黑色素瘤和一些乳腺癌,因其高血供,常与内分泌肿瘤混淆,但能与低血供的胰腺导管腺癌相区别。

肺癌和乳腺癌的胰腺转移瘤通常表现为低血供,但当表现为多发,并无明显的胆管或胰管扩张时,应考虑肿瘤转移。此外这些病灶往往边界清楚,可与胰腺导管腺癌区别。

如没有其他明确的影像学特征,很难区分转移和原发病变,因此,原发恶性肿瘤的病史,强烈地提示转移的可能性。同时超声内镜引导下细针穿刺活检术有助于正确诊断。

第三章

循环系统超声诊断

第一节　冠状动脉粥样硬化性心脏病

随着我国人们生活水平的日益提高,冠状动脉粥样硬化性心脏病的发病率逐年提高。近年来,超声仪器的不断改进及相应软件的研发为超声医学的发展提供了必要的技术支持,不断涌现的超声新技术为冠状动脉粥样硬化性心脏病及各种心脏病变的评价提供了有效的工具,同时超声诊断因其简便性、无创性、可重复性及可床旁操作等优势在冠状动脉粥样硬化性心脏病诊断中发挥着不可替代的作用。

一、冠状动脉的解剖及血流动力学

(一)冠状动脉解剖

正常冠状动脉分别起源于左、右冠状动脉窦,左冠状动脉起源于左冠状动脉窦,左冠状动脉主干在肺动脉左侧和左心耳之间向左走行大约 1 cm 后分为左前降支和回旋支,部分患者在左前降支和回旋支之间还发出斜角支。左前降支沿前室间沟走向心尖,多数到后间隔再向上、向后止于心脏的膈面;前降支在前纵沟沿途发出许多分支供应心室前壁中下部及室间隔前 2/3。回旋支沿房室沟走向左后部,绕过左室钝缘到达膈面,它在行进中发出许多分支分布于左室前壁上部、侧壁、后壁及其乳头肌。右冠状动脉起源于右冠状动脉窦,然后沿后室间沟走向心尖;右冠状动脉除分布于右室壁外,尚分布于左室后壁及室间隔后 1/3。上述血管及其分支如发生动脉粥样硬化或痉挛,可造成管腔狭窄而产生心肌缺血。

(二)冠状动脉血流动力学

心脏每分钟排血约 5 L。心脏连续不停地做功，耗氧量巨大。静息状态下氧的清除率为70%～80%，心肌组织内氧储备极少，因此，心肌对供血不足最敏感。当心脏耗氧量增加时，冠状动脉的血流量将通过多种机制进行调节以满足心肌的需要，包括血流动力学因素（舒张期血压、舒张期长短、冠状动脉内径）；冠状动脉平滑肌的紧张度；神经调节因素；代谢因素（多种代谢产物可引起血管扩张）等。

冠状动脉粥样硬化性心脏病的病变基础是动脉粥样硬化的不断进展，造成冠状动脉管腔的狭窄，特别是易损斑块的破裂导致的血小板聚积和血栓形成，是冠状动脉粥样硬化性心脏病急性事件的主要原因。

二、冠状动脉的超声心动图检查

超声心动图尤其是经食管超声心动图可以观察冠状动脉的起源、走行、形态及其内部血流。近年来，发展的彩色多普勒冠状动脉血流成像技术更可以较为直观地显示冠状动脉主干及其分支的血流，同时可探测心肌内冠状动脉血流，并对冠状动脉远端血流进行检测。以经胸超声观察冠状动脉为例进行介绍。

(一)二维超声心动图

二维超声心动图可清晰显示左、右冠状动脉的起始部，在心底短轴切面于主动脉根部 4∶00～5∶00 处可见左冠状动脉的开口，在 10∶00 处可见右冠状动脉的起源(图 3-1)。

在胸骨旁主动脉根部短轴切面调整探头方位，可显示左冠状动脉的主干向左走行，随即顺时针旋转探头 30°时，可见其长轴图像，发现分叉处时指向肺动脉瓣者为左前降支，其下方者为左回旋支。左主干向肺动脉倾斜 15°～30°，而后平直走行，左前降支顺室间隔下行，而左旋支向左后走行。将探头稍向上翘，于主动脉根部的右上缘 10∶00～11∶00 的部位可见右冠状动脉长轴图像。在左室长轴切面清楚显示主动脉前壁时，向内旋转探头，再略向上扬，也可见右冠状动脉。右冠状动脉自右冠状动脉窦起源后迅速右行或进一步从出口处下行。右冠状动脉近端长轴在心尖四腔切面和剑突下五腔切面可显示，右冠状动脉中段短轴在剑突下心尖四腔切面可显示。冠状动脉及其分支不在同一水平，难以显示冠状动脉的全貌，通常在一个切面上只能显示一段冠状动脉，因此在超声扫查时须不时变换探头的方向方能观察到冠状动脉的连续情况。

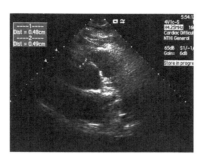

图 3-1 左、右冠状动脉经胸二维超声心动图成像

在心底短轴切面于主动脉根部可见左、右冠状动脉的起源

在二维超声心动图上,冠状动脉呈梭状、圆形或管状。左主干开口呈漏斗状,正常左主干长度<2 cm(约95%),直径为4~10 mm(平均为7 mm),右冠状动脉直径为3~6 mm,左前降支近端为3~5 mm。

(二)彩色多普勒冠状动脉血流成像技术

近年来发展的彩色多普勒冠状动脉血流成像技术,弥补了二维超声心动图观察冠状动脉的不足,在显示冠状动脉主干及其分支的同时,可探测心肌内冠状动脉血流,其有效性经冠状动脉造影对照证实对左前降支远端的总检出率达90%。与冠状动脉造影相比,此项技术具有无创、可重复观察的优越性,是冠状动脉造影的重要补充(图 3-2)。扫查方法如下。

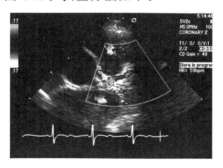

图 3-2 左冠状动脉彩色多普勒血流成像

清晰显示左冠状动脉主干,左前降支近端(LAD)和回旋支(CX)近端的血流

1.左前降支

患者取平卧或左侧卧位,在左心二腔切面基础上探头略向右侧倾斜,使室间隔前方出现部分右室结构再将探头逐渐向左倾斜,待右室结构正好消失,此时室间隔前方显示沿前室间沟下行的前降支的中下段。二维超声可显示其远端的短轴切面,稍微旋转探头可显示左前降支的长轴管型结构,用彩色多普勒显示其血

流,脉冲多普勒可显示其血流频谱。在心尖三腔切面可显示左前降支末段彩色多普勒血流图。

2.右冠状动脉后降支

患者取左侧卧位,于胸骨左缘第四或五肋间显示左室短轴切面,彩色多普勒可显示其血流。在左心二腔切面基础上探头略向下移动,显示左室心尖部,待右室结构正好消失,此时左室下壁与膈肌之间可出现沿后室间沟下行的后降支的中下段。

3.左旋支

在心尖四腔切面略改变探头倾斜角度,于左室的左外侧可显示左旋支的分支——钝缘支的血流。

在左室短轴切面上,于室间隔的前、后方可分别显示前降支和后降支的横截面,左室左侧可见钝缘支的横截面,室间隔前段及左室前壁心肌内可见心肌内的冠状动脉血流。彩色多普勒显示冠状动脉为舒张期持续的线状红色血流信号,脉冲多普勒显示的是以舒张期为主的双期血流频谱。在彩色多普勒冠状动脉血流成像引导下采用频谱多普勒可定量分析冠状动脉血流灌注情况,认识冠状动脉血流的生理,了解各种生理和病理因素对冠状动脉血流灌注的影响,评估药物治疗的效果,为诊断和治疗提供可靠的依据。

常用参数有:收缩期最大和平均血流速度(PSV,MSV);舒张期最大和平均血流速度(PDV,MDV);收缩期和舒张期血流速度时间积分(VTIS,VTID);总血流速度时间积分(VTIS+D);总平均速度(MV);舒张期和收缩期血流速度时间积分比值(VTID/VTIS);收缩期和舒张期血流速度时间积分与总血流速度时间积分比值(VTIS/VTIS+D,VTID/VTIS+D)等。

彩色多普勒冠状动脉血流成像对于室间隔前段、左室前壁及侧壁前段心肌内血流可较为清晰的显示,而室间隔后段及左室后壁心肌内的冠状动脉血流显示欠佳。右室游离壁心肌内冠状动脉血流成像亦不理想。

(三)经胸超声观察内乳动脉桥

冠状动脉搭桥术是冠状动脉血流重建的一种有效方法,尤其是对治疗多支病变或主干近端高危病变患者,与介入治疗和常规药物治疗相比有明显的优势。内乳动脉作为移植血管,其远期通畅率高于自体大隐静脉,冠状动脉前降支病变多采用该血管与前降支吻合的方法进行治疗。

内乳动脉又称胸廓内动脉,其解剖结构左右两侧基本相似,是锁骨下动脉的第一支分支,发自锁骨下动脉第一段的下壁,与椎动脉的起始部相对,沿胸骨侧缘外侧 1～2 cm 处下行,至第 6 肋间隙处分为腹壁上动脉和肌膈动脉两终支。内乳动脉血管长度约 20 cm,平均直径为 3 mm。

左内乳动脉(LIMA)检查方法:将探头置于左锁骨上窝做横切,探及锁骨下动脉长轴,将探头旋转 90°,以彩色多普勒显示血流信号,于锁骨下动脉下壁即椎动脉起始部的对侧可见内乳动脉起始部。尽可能调整声束与血流的角度,在距起始部 1.0～1.5 cm 范围内取样,获得脉冲多普勒频谱。彩色多普勒超声能够提供有关内乳动脉的形态学信息,且通过多普勒检测了解其血管功能,为术前准备及术后随访评估提供相关信息,锁骨上窝较胸骨旁 LIMA 显示率高。检测指标:血管内径(D)、收缩期峰值流速(V_S)、舒张期峰值流速(V_D)、收缩期速度时间积分(VTI_S)、舒张期速度时间积分(VTI_D)、收缩期与舒张期峰值流速的比值(V_S/V_D)、收缩期与舒张期流速时间积分的比值(VTI_S/VTI_D)。

冠状动脉搭桥术后,LIMA 脉冲多普勒频谱曲线特征由术前的收缩期优势型转变为术后的舒张期优势型,与冠状动脉的频谱曲线相似。在左室长轴切面基础上,探头向患者心尖方向滑动,并使探头旋转到右室结构正好消失时,应用冠状动脉血流成像技术,可显示沿前室间沟下行的 LAD 的中远段。在该切面,部分患者可显示桥血管与自体 LAD 吻合的特征性倒"Y"形冠状动脉血流成像图,即由桥血管远段、远段自体 LAD 及近段自体 LAD 组成,交汇点即吻合口的位置。在心尖二腔切面也可显示桥血管与自体 LAD 的吻合口。

冠状动脉血流成像技术检查 LIMA 桥以其无创性、可重复性、便于随访的优势,成为评价冠状动脉搭桥术前后内乳动脉功能及血管通畅性首选而可靠的检测技术。

三、心肌缺血的超声心动图检查

心肌一旦发生缺血,立即出现室壁运动异常,故缺血节段的室壁运动异常是诊断缺血心肌的主要方法之一。

(一)左室室壁节段的划分

1.20 节段划分法

美国超声心动图学会推荐的 20 节段法,将胸骨旁左室长轴四面分为三段,即基底段、中间段、心尖段;沿左室短轴环,在基底段和中间段的室壁,再每隔 45°划分一段,各分为 8 个节段在心尖水平分为 4 个段,共计 20 段。这种方法可以构成一球面的左室节段系统,这个系统像一个靶图,将异常节段标在靶图中,又称牛眼图,可以很容易地显示异常节段室壁占整个心室壁的比例,估测病变程度。在心室再同步化治疗中亦可发挥定位作用。

2.16 节段划分法

根据冠状动脉与各室壁节段间的对应关系,使用16节段划分法。该法在长轴切面把左室壁分为基部、中部、心尖部,在短轴切面把左室壁分为前壁、前间隔、后间隔、下壁、后壁、侧壁,而心尖部短轴切面仅分为四段即前壁、后间隔、下壁、侧壁,共计16段。这种划分法与冠状动脉血供分布密切结合,又使各段容易在超声心动图两个以上的常规切面中显示出来。从图3-3中可看出,心尖侧壁和心尖下壁为冠状动脉供血重叠区,心尖侧壁可由左前降支或左回旋支供血,心尖下壁可由左前降支或右冠状动脉供血。在判断心尖侧壁的供血冠状动脉时,如果心尖侧壁室壁运动异常的同时伴有室间隔或左室前壁的室壁运动异常,则心尖侧壁划为左前降支供血节段;如果伴有左室后壁或后侧壁的室壁运动异常,则心尖侧壁划为左回旋支供血节段。同样,在分析判断心尖下壁的供血冠状动脉时,如果心尖下壁室壁运动异常的同时伴有下壁运动异常,则心尖下壁划为右冠状动脉供血节段;如果伴有室间隔或左室前壁的室壁运动异常,则心尖下壁划为左前降支的供血节段。

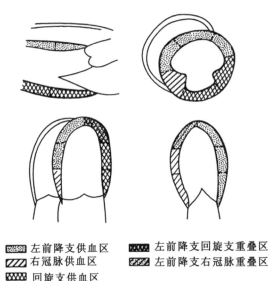

▨ 左前降支供血区　　▨ 左前降支回旋支重叠区
▨ 右冠脉供血区　　　▨ 左前降支右冠脉重叠区
▨ 回旋支供血区

图3-3　冠状动脉供血区域分布

3.17 节段划分法

20节段和16节段划分法均不包括心尖顶部,即没有心腔的真正心肌心尖段。近年来超声方法评价心肌灌注的各项技术逐步应用发展,心尖顶部心肌段日益受到关注。因此,美国心脏病学会建议几种心脏影像学检查方法统一采用17段心肌分段方法,其命名及定位参考左室长轴和短轴360°圆周,以基底段、中部-心腔段及心尖段作为分段命名,沿左室长轴从心尖到基底定位。17节段划分法实际上是在16节段划分法的基础上把心尖单独作为一个节段。

(二)节段性室壁运动异常的分析

缺血性节段性室壁运动异常是冠状动脉粥样硬化性心脏病在二维超声心动图上的特征性表现,节段性室壁运动异常的表现:①室壁运动幅度减低、消失、反常(矛盾)运动;②室壁运动时间延迟;③心肌收缩时的变形及变形率减低;④心肌收缩运动梯度低下;⑤室壁收缩期增厚率减低、消失、负值。心内膜运动<2 mm者为运动消失,2~4 mm者为运动减弱,≥5 mm者为运动正常。

1.节段性室壁运动异常的目测分析

应用目测法对室壁运动进行定性分析。①运动正常:收缩期心内膜向内运动幅度和室壁增厚率正常者;②运动减弱:较正常运动幅度减弱,室壁增厚率<50%者;③不运动,室壁运动消失;④矛盾运动:收缩期室壁朝外运动;⑤运动增强:室壁运动幅度较正常大。同时采用室壁运动记分(wall motion score,WMS)法进行半定量分析:运动增强=0分;运动正常=1分;运动减弱=2分;不运动=3分;矛盾运动=4分;室壁瘤=5分。将所有节段的记分相加的总和除以所观察的室壁总数即得"室壁运动指数"(wall motion index,WMI)。凡室壁运动指数=1者属正常,室壁运动指数>1者为异常,室壁运动指数≥2者为显著异常。研究表明室壁运动指数与左室射血分数显著相关,室壁运动指数越高,射血分数越低。

2.组织多普勒成像

组织多普勒成像通过直接提取心肌运动多普勒信号,获得心肌长轴运动的方向、运动速度、位移、时相等多项信息,对节段室壁运动进行定性、定量研究。

3.彩色室壁动态技术

彩色室壁动态技术由声学定量(AQ)技术发展而来。AQ 技术是根据心肌和血液的背向散射信号不同,计算机自动将两者鉴别开来,在心肌和血液的分界(即心内膜)处给予曲线勾画出来,彩色室壁动态技术正是在此基础上建立起来的。它通过心动周期中不同的时间段心内膜所在位置的不同给予不同的颜色,室壁运动即可通过观察某段室壁的收缩期心内膜运动幅度大小、心内膜颜色变化的方向来判断有无节段性室壁运动异常。

彩色室壁动态技术以不同色彩显示在同一幅图像上,直观显示整个心动周期心内膜向内或向外运动幅度和时相,从收缩期开始由内向外依次将心内膜图像编码为红→橘红→黄→绿→蓝,从舒张期开始由内向外依次为红→蓝→绿→黄,将无运动或矛盾运动者始终显示为红色,可用于分析室壁运动。

4.实时三维成像技术(RT-3DE)

RT-3DE 克服了二维超声心动图切面有限的不足,可显示整个左室室壁运动。RT-3DE 对正常左室局部收缩功能的研究表明左室各节段的收缩功能并非均一,前壁、前间壁和侧壁收缩功能明显强于下壁和后壁,局部心搏量从心底部到心尖部有逐步下降的趋势,这说明单纯应用局部射血分数来评价左室局部功能具有一定的局限性。RT-3DE 测量包括:左室节段的局部心搏量、局部射血分数、局部-整体射血分数等系列局部心功能,可进一步提高冠状动脉粥样硬化性心脏病患者左室局部收缩功能定量评价的准确性。

四、超声心动图负荷试验

负荷超声心动图是一种无创性检测冠状动脉粥样硬化性心脏病的诊断方法。其通过最大限度激发心肌需氧增加而诱发心肌缺血,通过实时记录室壁运动情况,评估心肌缺血所致节段性室壁运动异常。由于心肌缺血时室壁运动异常有心电图改变和心绞痛发生,从而提高了超声诊断冠状动脉粥样硬化性心脏病的敏感性,也增加了其安全性。负荷超声心动图常用负荷的方法包括:①运动负荷试验,包括运动平板试验、卧位或立位踏车试验等;②药物负荷试验,包括正性肌力药(多巴酚丁胺)和血管扩张剂(双嘧达莫、腺苷);③静态负荷试验,包括冷加压试验、握力试验、心房调搏等。

(一)运动负荷试验

常用的运动负荷试验为运动平板试验和踏车试验。运动试验的禁忌证与心电图运动试验相同,运动采用的方案及运动终点也与心电图运动试验一样。负荷超声心动图以出现室壁运动异常,或原有异常室壁运动加重为确诊冠状动脉粥样硬化性心脏病的标准。超声心动图运动试验在运动前记录各常规切面图像,运动中由于直立的体位,晃动的躯体及呼吸频率加快均影响了运动中超声心动图检查,运动后需立即让患者平卧检查。由于运动停止后心肌缺血尚能维持一段时间,其心肌缺血持续的时间与运动负荷量和心肌损害程度有关,故应尽快检查才能发现室壁运动异常。采用卧位踏车试验可避免患者起立运动,躺下检查的不便和停止运动时间过长记录不到异常的室壁运动的缺点。

虽然运动负荷超声心动图是最无害的负荷试验,没有药物所致的血流动力学方面的不良反应。但由于受患者年龄、体能、下肢血管疾病或下肢肌肉骨骼疾病的限制，以及运动所致的呼吸增快、胸壁过度运动等因素影响超声图像质量，因而其临床应用受到一定限制。

（二）药物负荷试验

由于药物负荷试验不受体力及下肢疾病的限制，目前临床应用较为普遍。常用药物有多巴酚丁胺、腺苷和双嘧达莫。

1.多巴酚丁胺负荷超声心动图

多巴酚丁胺是异丙肾上腺素衍生物，是人工合成的儿茶酚胺类药物，具有较强的 β_1 受体兴奋作用，即正性肌力作用。经研究证实，静脉滴入 2 分钟后开始生效，8～10 分钟达高峰，血浆半衰期约 2 分钟，停药后 5～10 分钟作用消失。静脉注射 2.5～10.0 $\mu g/(kg \cdot min)$ 时，可使心肌收缩力增强，心排血量增加，左室充盈压、肺毛细血管楔压和中心静脉压下降，以此可检出存活心肌。当应用 20 $\mu g/(kg \cdot min)$ 以上时，可使心率增快，血压增高，心肌需氧量增加，流向狭窄冠状动脉的血流量减少，使该血管供血的心肌缺血，从而检测出缺血心肌。

多巴酚丁胺剂量及用法：起始浓度为 5 $\mu g/(kg \cdot min)$，每 3 分钟递增至 10 $\mu g/(kg \cdot min)$、20 $\mu g/(kg \cdot min)$、30 $\mu g/(kg \cdot min)$，最大剂量为 30～50 $\mu g/(kg \cdot min)$。经超声心动图各切面观察每一剂量及终止后 5 分钟的室壁运动，并记录血压、心率及 12 导联心电图。终止试验标准：多巴酚丁胺达峰值剂量；达到目标心率；出现新的室壁运动异常或室壁运动异常加重；出现心绞痛；心电图 ST 段下降 ≥ 2 mV；频繁室性期前收缩或室速；收缩压 ≥ 29.3 kPa（220 mmHg），或舒张压 ≥ 17.3 kPa（130 mmHg），或收缩压比用药前降低 ≥ 2.7 kPa（20 mmHg）；出现不能耐受的心悸、头疼、恶心、呕吐等不良反应。若出现室壁运动异常可诊断为冠状动脉粥样硬化性心脏病。

以往对多巴酚丁胺负荷试验结果的判定多采用对节段心肌功能的视觉评价上，以计算室壁运动记分指数（wall motion score index，WMSI）为评判标准，带有明显的主观性和经验依赖性，当图像质量较差时，不同观察者之间得出的结论差异明显，诊断精确性低。随着超声新技术的开展，在多巴酚丁胺负荷超声心动图基础上结合多种新方法以提高诊断率，主要有：①与声学造影结合，通过注入声学造影剂使左室造影，增强对心内膜边界的辨认，提高视觉评价的准确率，并且通过心肌灌注成像判断心肌活性，两者的结合能同时实现收缩储备和心肌灌注的评价，使对心肌活性的判断更客观准确；②与应变率成像结合，可测量所有心肌节段的心肌运动的量化指标在静息状态与负荷状态下的变化情况，特别是采集二维原始图像的速度向量成像技术及二维应变技术的应用,避免了多普勒技术角度、帧频及噪声的影响,提高了试验的准确性;③与彩色室壁动态技术结合,在彩色室壁动态技术基础上评价室壁运动,提高了对室壁运动判断的准确性,减少了人为主观因素的影响,试验的敏感度、特异度和诊断准确率增加。

2.双嘧达莫药物负荷试验

双嘧达莫(潘生丁)为冠状动脉扩张剂,其发挥作用的机制主要是通过抑制心肌细胞、内皮细胞和血管平滑肌细胞对腺苷的摄取及增加冠状动脉对腺苷的敏感性。双嘧达莫使正常的冠状动脉扩张,使其血流量增加至正常的 5 倍,而心肌耗氧量不增或略低。但对已有粥样硬化和狭窄的冠状动脉,其扩张作用显著减弱,甚至完全不能扩张。对于冠状动脉粥样硬化性心脏病患者,正常的冠状动脉充分的扩张的同时,病变血管的血液灌注明显减少,出现"盗血现象"诱发心肌缺血。双嘧达莫药物负荷试验是评价冠状动脉固定狭窄病变和冠状动脉小血管病变的有效手段,在存活心肌的评价中应用较少。

双嘧达莫剂量及用法:0.56 $\mu g/kg$ 以生理盐水稀释后,4 分钟内缓慢静脉注射,观察 4 分钟,若无反应再于 2 分钟内给 0.28 $\mu g/kg$ 静脉注射,总剂量为 0.84 $\mu g/kg$,10 分钟内注射完。

3.腺苷负荷超声心动图

腺苷是目前作用最确切和最强的冠状动脉扩张物质之一。部分正常细胞在代谢过程中可产生少量腺苷,但在心肌缺血时则可产生大量腺苷。腺苷可直接作用于内皮细胞和血管平滑肌细胞的腺苷 A_2 受体而使动脉扩张,低剂量应用腺苷可通过增加冠状动脉血流速度检测冠状动脉血流储备,高剂量应用可通过对冠状动脉的"盗血作用"诱发心肌缺血。1990 年,腺苷首次推出后即成为新一代的负荷试验药物。腺苷以半衰期短、作用直接、不良反应轻的优势,在缺血性心脏病的诊断及对治疗效果的评估上具有广泛的应用价值。

腺苷注射液经静脉持续静脉泵注入,剂量为 140 $\mu g/(kg \cdot min)$,用药时间为6分钟。在给予腺苷注射液前、用药 3 分钟、终止给药时和停药后 5 分钟分别记录二维超声心动图与 12 导联心电图,观察 ST 段变化,同时监测血压和心率,出现明显阳性结果或不良反应及时停药。腺苷不良反应的发生率达80%,主要有头痛、面红、心悸、胸部不适、呼吸加深或困难、低血压、房室传导阻滞等。但腺苷的半衰期极短,停药后不良反应很快消失。

五、存活心肌的超声心动图检测

随着冠状动脉粥样硬化性心脏病内科介入治疗及外科冠状动脉搭桥术的广

泛开展,如何评价受损心肌的血流灌注、功能改善状况也越来越受到关注。因为再血管化治疗仅能提高具有存活心肌患者的生存率,无活性的心肌经再血管化治疗后功能不能恢复。为此,提出了存活心肌的概念,即指冠状动脉缺血或再灌注后具有收缩力储备的心肌,包括:①顿抑心肌,指在严重短暂的心肌缺血缓解后(一般少于 20 分钟)受损心肌功能延迟恢复的状态,即血流已经恢复正常或接近正常时心肌收缩功能仍低下,延迟恢复;②冬眠心肌,指长期低血流灌注使受损心肌收缩功能适应性下降,心肌降低做功、减少氧耗,以维持细胞活性。两者的共同特点是心肌代谢存在、心肌细胞膜完整、具有收缩储备,对正性肌力药物有收缩增强的反应。

研究表明,冠状动脉微血管的完整性是确保心肌收缩力储备和局部功能恢复的先决条件,是心肌存活的必备条件。但微血管的完整性(心肌组织灌注)与收缩储备并不匹配,心肌收缩储备与微血管完整性是存活性的两个不同方面,它们不能互相替代。因此,如何运用超声方法评价存活心肌成为超声技术发展的新热点。

(一)药物负荷超声心动图

1.小剂量多巴酚丁胺负荷超声心动图

目前临床检测存活心肌多应用小剂量多巴酚丁胺,起始浓度为 2.5 $\mu g/(kg \cdot min)$,每次递增 2.5 $\mu g/(kg \cdot min)$ 至 10 $\mu g/(kg \cdot min)$ 或 15 $\mu g/(kg \cdot min)$,每个剂量维持 5 分钟。也有应用多巴酚丁胺 3 $\mu g/(kg \cdot min)$、5 $\mu g/(kg \cdot min)$、10 $\mu g/(kg \cdot min)$,每个剂量维持 5 分钟的方法。

小剂量多巴酚丁胺负荷试验的注意事项:①心肌梗死患者对小剂量多巴酚丁胺耐受性好,多数患者不出现不良反应;②必须注意观察室壁运动的改变,尤其是心肌梗死节段,但对正常节段也应注意观察,因部分患者有多支血管病变,在负荷后也可能出现新的室壁运动异常;③在试验过程中,应注意有无室性心律失常和心肌缺血表现。禁忌证:心肌梗死后,病情不稳定,仍有心肌缺血表现者;有频发严重心律失常者;左室腔内血栓者;高血压控制不佳者;不能耐受多巴胺类药物者。

心肌缺血反应的标志是在静脉滴注多巴酚丁胺时,收缩减弱节段收缩运动进一步恶化,无收缩活动节段在小剂量时出现一过性改善,但在较大剂量时,收缩运动再度恶化(双相反应)。缺血心肌收缩期后异常收缩常提示该处心肌存活,出现以下改变有利于诊断存活心肌:①收缩活动减弱的节段负荷后较前增强;②无收缩活动的节段负荷后出现收缩变厚,位移增加;③收缩减弱的节段在小剂量时较前改善,但随着剂量增加,出现收缩活动再次减弱。以第 3 条为特异性最高。有文献报道:如果心肌部分受损,有 50% 心肌存活时心肌的收缩后收缩最显著,超声心动图可应用收缩后收缩指数、收缩后增厚及心肌背向散射积分周期变异(CVIB)等参数进行评价。

多巴酚丁胺负荷超声心动图预测存活心肌的准确率和 PET 和单光子发射断层显像(^{201}TI-SPECT)相似,总阳性预测率为 83%,总阴性预测率为 81%。对缺血心肌尤其是对运动消失节段的检测,多巴酚丁胺负荷超声心动图有更高的阳性预测率。

2.腺苷负荷超声心动图

腺苷剂量及用法同前。

目前认为心肌缺血后微循环的损伤是一个动态变化过程,再灌注早期心肌灌注异常可同时见于坏死心肌和存活心肌区域,因此早期的心肌灌注缺损并不代表心肌坏死。另外,再灌注后早期由于"微循环顿抑"而导致的微循环灌注的异常是随时间可逆的,心肌灌注逐渐恢复的心肌节段其功能也逐渐恢复。由此提示对存活心肌的检测也要动态观察。

缺血后微循环损伤伴有显著的冠状动脉血流储备的异常,而在局部微循环灌注仍异常的早期阶段存活心肌的冠状动脉血流储备已恢复,因此再灌注后冠状动脉血流储备的测定能更早地检测心肌的存活性。腺苷负荷超声心动图结合心肌声学造影技术,能够对局部心肌微循环扩张储备功能进行定量评价,从而在再灌注早期检测存活心肌。

(二)心肌声学造影

从心肌微循环灌注的角度检测存活心肌的超声技术是近年发展起来的心肌声学造影(myocardial contrast echocardiography,MCE)技术。声学造影剂由周围静脉注入后可产生大量微泡,新一代声学造影剂的微泡直径为 $4 \sim 6~\mu m$、流变学特性与红细胞相似,结合 MCE 技术,可清晰地显示心肌的灌注状态,评价心肌血流灌注强度、范围、检测缺血心肌,评估冠状动脉狭窄程度及冠状动脉血流储备,心肌梗死溶栓或冠状动脉介入治疗后心肌再灌注效果,在冠状动脉搭桥术中为血运重建术适应证提供决策、评价搭桥效果等。

心肌微循环的完整性是 MCE 检测存活心肌的基础。微循环的完整性包括解剖结构的完整以及功能状态的完整,后者即微循环扩张储备功能的完整性。在冠状动脉缺血及再灌注过程中,心肌微循环的有效灌注是确保心肌存活的先决条件。MCE 即通过评估心肌的灌注和微血管的完整性来识别存活心肌。

1.MCE 的评价方法

(1)MCE 心肌灌注的评价方法:MCE 对心肌灌注的评价方法主要有两种。①进行定性分析预测局部心肌的存活性,通过观察无运动心肌节段注射声学造影剂后有无灌注。与坏死心肌不同,存活心肌虽有局部运动异常,但由于微血管结构相对完整,保证了有效的心肌灌注,MCE 常表现为正常均匀显影或部分显影。而坏死心肌由于局部微血管的破坏,再灌注后出现无复流现象,MCE 表现为灌注缺损。②对局部心肌灌注进行定量分析。有选择 31 例陈旧前壁心肌梗死伴梗死相关冠状动脉通畅的患者,应用 MCE 对比相关心肌区域的运动状态。观察经左冠状动脉注入声学造影剂后,左室前壁心肌与后壁心肌灰阶峰值强度(PI)比值与左室前壁运动的关系,证明梗死区 PI 比值与局部收缩功能相关($r = 0.88$)。因此,PI 是估计梗死区心肌存活性简单而可靠的指标。

在慢性冠状动脉缺血的条件下,心肌对慢性低灌注的反应是收缩功能下降但保持其存活性(即冬眠心肌)。有研究显示,MCE 的再充盈曲线参数可以反映冬眠心肌的微血管特性,从而能够很好地预测局部心肌的存活性。

(2)MCE 对微血管完整性的评价:MCE 结合冠状动脉扩张剂的使用,通过对局部心肌微循环扩张储备功能的定量分析来评价冠状动脉微血管的完整性。缺血后微循环损伤伴有显著的冠状动脉血流储备的异常,在再灌注后局部微循环灌注仍异常的早期,具备收缩力储备的存活心肌的冠状动脉血流储备已恢复。研究提示再灌注后 24 小时冠状动脉血流储备>1.6,局部心肌收缩功能恢复的可能性大。因此,再灌注后冠状动脉血流储备的测定能更早的检测存活心肌。

(3)MCE 结合多巴酚丁胺负荷试验:MCE 的特征是能显示心肌毛细血管是否健全,虽然心肌无收缩活动,但如果超声微泡能进入心肌梗死区则可证明有毛细血管,认为有存活心肌。在小剂量多巴酚丁胺作用下,可能出现心肌内微血管血流再分布,两者的结合进一步提高了诊断的准确性。

2.MCE 的分析方法

(1)目测法:属定性和半定量分析方法。通过声学造影获得心肌灌注图像,使心肌组织回声增强,根据显影增强的效果分为 0~3 级。局部组织血供丰富区域显影明显增强,而病变部位组织血流灌注较差,局部造影显影增强较弱或无增强,显示为灌注缺损。

(2)定量分析:心肌显影的二维灰阶及能量谐波成像的彩色视频密度由暗至亮分为 0~255 级。微泡造影剂进入冠状动脉循环后迅速产生心肌成像并达到PI,随后逐渐消退。对 MCE 观察区域进行定量分析并绘制时间-强度曲线,并得到定量指标:PI;注射造影剂到出现心肌造影增强的时间;造影开始增强到峰值的时间;造影峰值强度减半时间;造影持续的时间和曲线上升下降速率及曲线下面积等。曲线下面积及 PI 反映进入冠状动脉血管床的微泡数总量,可用于评估心肌血流量。时间-强度曲线可计算出区域性心肌血流分布和心肌灌注情况。

当声学造影强度处于一个稳态后,微泡进入或离开某一部分心肌循环的量是相同的,脉冲间隔时间与视频强度之间呈指数关系,符合公式:$y = A(1 - e^{-\beta t})$。y 是脉冲间期 t 时间的视频强度;A 是局部组织能蓄积的最大微泡数量,反映的是局部微血管密度,代表了毛细血管容积;β 是曲线上升平均斜率,即造影剂微泡的充填速度,反映的是局部血流速度;两者的乘积($A \times \beta$)即反映了局部心肌血流量。坏死心肌的($A \times \beta$)值明显低于存活心肌,当标化后的($A \times \beta$)值<0.23 时,提示局部心肌坏死。MCE 显示顿抑心肌的 PI 较正常心肌无明显差别,再灌注早期由于反应性充血,PI 值轻度增加,而此时心肌收缩功能减低,由此提示存活心肌。

由于实时 MCE 能对心肌内感兴趣区的再灌注强度曲线进行分析,并对 PI、曲线斜率等参数进行测量,因此,能定量局部心肌的血流量,提高 MCE 对存活心肌判断的准确性。许多研究将 MCE 与 PET、SPECT 等临床采用的其他检测存活心肌的方法进行比较,证实 MCE 在判断存活心肌方面有着极高的准确性。

六、急性心肌梗死及并发症的超声心动图检测

急性心肌梗死(acute myocardial infarction,AMI)是冠状动脉内斑块破裂的动态变化过程发展到血栓使冠状动脉完全闭塞,致使冠状动脉供血的相关心室壁因持久缺血而完全或几乎完全坏死。心室壁收缩功能因而丧失,收缩运动异常。

(一)心肌梗死的超声诊断

超声心动图在 AMI 诊断中可评价心脏室壁节段的运动、室壁厚度、心腔形态、左室收缩及舒张功能,评价存活心肌等。同时可进行排除性诊断,如二维超声可明确急性心包炎、心包积液的诊断,二维结合经食管超声可明确主动脉夹层的诊断等。当心肌坏死后,室壁运动改变常表现为无运动或矛盾运动,室壁收缩期无增厚。室壁增厚率改变比室壁运动更能反映心肌梗死的存在、程度和范围。心肌梗死后瘢痕形成时,局部节段室壁变薄,超声回声增强。根据节段性室壁运动的部位,结合心肌梗死部位的心电图能准确判断梗死相关血管。MCE 可通过

造影剂灌注缺失确定心肌梗死范围。

超声心动图对心肌梗死的诊断也存在局限性,在透壁性心肌梗死时几乎都能检出室壁运动异常。但在非透壁性心肌梗死时,由于存在足够数量的有功能的心肌,故不一定出现室壁运动的异常。另外,超声心动图在判断梗死面积大小时也存在局限性,因为梗死周围非坏死及非缺血心肌受附近坏死心肌的影响可出现室壁运动异常;心肌梗死后由于再灌注,有些心肌处于顿抑状态或处于冬眠状态,这些心肌的运动异常可导致超声对梗死范围的高估。

美国心脏病学会推荐心肌梗死超声检查的指征:①伴有休克或重症泵功能衰竭,心肌功能衰竭;或有可能进行外科手术治疗的并发症,如室间隔穿孔、心脏游离壁破裂、重度二尖瓣反流、左室真性或假性室壁瘤。②大面积心肌梗死(心电图上多部位,或肌酸激酶同工酶>150 IU/L,总肌酸激酶>1 000 IU/L)。对此类患者需要了解有关其预后及是否需要抗凝治疗以防止左室血栓等信息。③心肌梗死并发心动过速,血流动力学不稳定,肺淤血,难治性心绞痛,或心包压塞。④AMI合并有心脏瓣膜病变或先天性心脏病。⑤AMI并发心包积液。⑥AMI患者应用钙通道阻滞剂或β受体阻滞剂等可引起左心功能抑制,或引起左室功能进一步损害时要及时发现并立即处理。

(二)右心梗死

右心梗死在临床诊断中常漏诊。右室功能损害多发生于下壁心肌梗死,为右冠状动脉近端闭塞,阻断右室支或后降支的血流,导致右室梗死。超声心动图上的主要表现为右室游离壁异常运动和右室扩张。短轴图可见下壁和正后壁运动异常,在心尖四腔面见右室扩大,也可出现右室室壁瘤及右室血栓形成。常并发三尖瓣反流,系由于室间隔运动异常所致。

(三)AMI并发症的超声检测

AMI患者由于有典型的症状、心电图及心肌酶学标志物检测,临床医师通常可以迅速做出诊断,因此,超声心动图用于AMI发病时的检查并非常规,但在AMI并发症的诊断中,超声心动图因其可床旁操作的优势,其作用不容忽视。

1.心肌梗死的扩展和延展

AMI后,特别是大面积透壁性梗死,导致左室腔变形,出现几何形态学改变,即左室重构。左室重构表现为早期左室扩大,起于急性期,持续到恢复期,超声心动图证实梗死区扩展和心室扩张。扩展是指梗死部位变薄向外扩张,收缩功能进一步减低,WMSI变差,但功能正常心肌的百分比没有改变。AMI时扩展常发生在心肌破裂之前,并提示较差的预后。而心肌梗死的延展是指梗死周围的缺血心肌发生梗死,功能正常心肌的百分比下降,WMSI上升(心室功能变差),又出现新的梗死区进一步扩展。

超声心动图检查可以从多方面检测梗死扩展。

(1)二维图像:在心肌梗死早期观察梗死扩展的范围、部位和程度;在心肌梗死发展过程中梗死扩展可发展为室壁瘤,也是左室"心室重构"的一部分,心室局部和整体的扩张是左室重构的主要因素,损害左室功能并影响预后。超声心动图可床旁动态观察心室进行性扩大的范围、程度及对心功能的影响,是否出现严重瓣膜反流,是否发生室壁瘤及附壁血栓,是否发生机械并发症(室壁破裂及室间隔穿孔)等。

(2)测量参数:①左室容量,以观察是否发生梗死扩展。②测量左室前壁和后壁的长度,发生梗死扩展,梗死节段长度延长。③测定梗死区的半径,以判定有无扩展。当梗死部位扩张、膨出,其半径缩短。如前壁半径短轴与左室短轴比,可反映前壁或下壁局部膨出及其程度。④扩展指数,梗死区室壁运动失调节段心内膜长度与非梗死区心内膜长度的比值。⑤室壁心肌厚度减薄率,梗死区运动失调节段室壁厚度与正常室壁厚度的比值,正常>0.8。

2.室壁瘤

室壁瘤是AMI的最常见并发症,是由于梗死区心肌扩张变薄,心肌坏死、纤维化,少数钙化,心腔内压力使其逐渐向外膨出所致,常累及心肌各层,绝大多数累及心尖。室壁瘤通常发生在AMI后1年内,其发生率占心肌梗死患者的3.5%~38%。发生部位以左室前壁、心尖部及室间隔为多,也可发生在下壁基底部。AMI后形态学改变在2周内已形成,室壁瘤形成的患者占心肌梗死患者的百分比在急性期与陈旧期大致相同。超声心动图对室壁瘤诊断的敏感性达93%~100%。

左室室壁瘤可分为真性室壁瘤、假性室壁瘤及功能性室壁瘤。超声心动图是检测心肌梗死后室壁瘤形成的常规方法之一,可准确测量室壁瘤的大小、位置,判断瘤腔内有无血栓及室壁运动功能测定,鉴别真性与假性室壁瘤,敏感性达93%~98%。室壁瘤的超声心动图检出率与血管造影相关性好。在某些情况下,超声对室壁瘤的观察优于血管造影和核素心脏检查。

(1)真性室壁瘤的超声特征:心肌组织消失,瘢痕形成,病变局部扩张,在心室舒张期和收缩期均向外膨出变形,在收缩期扭曲形态的室壁瘤瘤壁无向心性收缩或呈相反方向的离心运动(亦称矛盾运动),与正常心肌交界部位可见宽大的瘤口,呈瓶颈形态。室壁瘤实质上是梗死扩展的结果。室壁瘤的另一个特征是血流异常,在大片无收缩区和反向搏动区,彩色多普勒超声常显示有涡流血流频谱,亦可见到因血流缓慢形成的超声自显影现象。心尖部大块无收缩区常可见到这种自显影现象。异常血流和自显影常是血栓形成的先兆。多数前壁心尖部室壁瘤可在心尖四腔面或二腔面见到,心尖部收缩功能受损,心底部收缩功能尚保持正常。大的室壁瘤也能使整个心室功能受损,可见心室壁变薄,心腔扩大。超声心动图除能确定有无室壁瘤及其大小外,还能对非梗死心肌的功能进行评估。M型超声心动图测定室壁瘤患者心底部活动预测这类患者室壁瘤切除术后的生存率。二维超声心动图做同样的研究证明:在心尖部室壁瘤的患者,心底部直径对手术预后预测比血管造影及左室射血分数更有价值。

(2)假性室壁瘤:假性室壁瘤是因为左室游离壁破裂,局部心包和血栓等物质包裹血液形成的一个与左室腔相通的囊腔,这种并发症通常是致命性的。二维超声与彩色多普勒合用是诊断假性室壁瘤的有效方法。二维超声心动图可以显示在心包腔内血肿,其外壁为心包和血凝块而不是心肌,其所在部位心室壁回声断裂,使瘤口与瘤体相通,瘤口直径小于瘤体最大直径,瘤壁由纤维样心包组织和(或)血凝块构成,没有心肌成分,瘤腔内壁可有强弱不均的块状或片状回声,彩色血流频谱可显示血流信号从左室腔通过心肌破裂口流入假瘤腔内。应用超声声学造影,可见到造影剂进入瘤体内。经胸三维超声可更好地显示经胸二维超声漏诊的假性室壁瘤。假性与真性室壁瘤的本质区别是心脏已破裂,假性室壁瘤处的心肌、心内膜中断,不连续。超声心动图鉴别假性与真性室壁瘤的要点是室壁瘤的颈部宽度,假性室壁瘤的颈部比较窄,一般情况下,其颈部比瘤体窄,而真性室壁瘤的颈较宽。假性室壁瘤在心室收缩、变小时瘤体反而变大。彩色血流频谱亦有助于血流观测。超声诊断假性室壁瘤极为重要,这类室壁瘤可能突然破裂,导致患者立即死亡。因此,一旦诊断,应尽快手术。

(3)功能性室壁瘤:在形态上与真性室壁瘤不同,其是由纤维组织或瘢痕构成,局部可有心肌纤维,同样影响心肌的整体收缩运动,引起射血分数降低。功能性室壁瘤仅见于心室收缩期,膨出的室壁区域与邻近正常心肌区域不形成瘤口样形态,是心肌梗死扩展的结果。

3.室间隔穿孔

室间隔穿孔是AMI时发生于室间隔的心肌破裂,形成室间隔缺损,是AMI的严重并发症之一,可出现严重的血流动力学障碍,并迅速发展至心力衰竭,乃至心源性休克,预后极差,病死率很高。室间隔穿孔多发生在AMI后1周内。

国内有报道:75%的穿孔发生在 AMI 后 1 周内,24 小时内发生穿孔者为31.3%。也有不同报道:91.4%出现在 AMI 后 7 天内,其中 24 小时内发生者占 25.7%。

超声心动图是检测室间隔穿孔的理想方法。二维超声可以直接观察到破裂的室间隔。彩色多普勒可显示室间隔缺损所致的异常左向右分流,由于左室收缩期压力明显高于右室,左室内血液急速向右室分流,彩色多普勒血流成像可见以蓝色为主的五彩镶嵌血流,如破损口较大,彩色血流束较宽,心尖四腔切面可见红色血流束。当左室下壁心肌梗死后室间隔穿孔时,在左室短轴位于下壁与后间隔之间可见彩色血流穿过缺损口沿右室膈面进入右室。

室间隔破裂可发生于任何部位,前壁、下壁心肌梗死均可发生,常发生于室间隔近心尖部,多数为开放性穿孔,较少为不规则性穿孔。室间隔穿孔的大小不等,直径<4 mm,穿孔直径越大者,左向右分流量越大,对血流动力学的影响和心室功能损害的程度越大,直接关系到患者的生存率。穿孔也可能是多发的。经食管超声检查有助于诊断。

AMI 合并室间隔穿孔多见于老年人,有时合并多种疾病,图像显示不清晰,且穿孔部位多在前室间隔与心尖部,彩色多普勒在此处衰减明显,脉冲、连续多普勒取样困难。因此,如 AMI 后突发胸骨左缘第 3~4 肋间粗糙的收缩期杂音,临床怀疑并发室间隔穿孔时,需仔细扫查能够显示室间隔的各个切面,注意心肌变薄、有节段运动障碍的部位是否有断续的回声失落及心肌结构紊乱,在此基础上用彩色多普勒显示有无收缩期五彩血流束经此处自左室流向右室。同时用连续多普勒取样显示有高流速湍流频谱即可明确诊断。

4.左室附壁血栓

左室附壁血栓是 AMI 常见的并发症之一。通常多附着于有反向搏动的室壁瘤样扩张部位。二维超声是检出左室附壁血栓的常规方法,其对诊断左室附壁血栓价值甚至高于 X 光下左室造影及核素左室造影。在许多前瞻性研究中,超声心动图已成为检测附壁血栓的"金标准"。

大多数附壁血栓发生前壁心肌梗死,多发生于心尖部。在心室各个部位均可以见到血栓,可形成球形突向腔内,并随血流活动。右室心尖部也可能有血栓。

附壁血栓的二维超声心动图检查可见:左室腔内不规则团块状回声附着于左室心内膜表面,可凸向左室腔,也可呈薄片状在心尖部附着,位置固定,回声强度及密度不均匀,表示血栓有不同程度的机化、纤维化,回声较弱的血栓提示该血栓较为新鲜。附壁血栓通常位于心尖部,其密度不随心肌收缩活动改变,以此与心内膜结构鉴别。团块状回声附着区的心肌室壁运动失调,减弱或消失。附壁血栓突向心腔内,有时可见其随血流活动,这种血栓易脱落造成体循环栓塞,危险性较大,二维超声可动态追踪观察其大小及活动度,以此评价临床抗凝治疗效果。

诊断左室心尖部血栓应注意以下几点:①与心尖部肌柱回声鉴别,心尖部肌柱随收缩活动发生形态改变,血栓则无变化;②与超声近场伪差鉴别,人工伪差不随心脏搏动活动,而随探头移动而移动;③绝大多数左室血栓都发生于室壁运动异常的部位;④血栓必须在至少两个以上观察面上见到。

如患者的超声图像质量差,或者血栓较为新鲜回声较弱,常规经胸超声不易判断,以及左室肌小梁及假腱索或者近场伪像均影响对附壁血栓的判断。可采用左室声学造影,造影后可显示造影剂充盈缺损,此时左室附壁血栓边界一目了然,从而使左室附壁血栓易于识别。

5.心肌梗死后二尖瓣反流

心肌梗死后二尖瓣反流病因及病理生理:①心肌梗死后左室扩大,二尖瓣环扩张,造成二尖瓣相对关闭不全;②左室扩大,乳头肌位置下移,使腱索相对变短,导致二尖瓣关闭不全;③乳头肌及相关心脏游离壁的急性缺血导致的乳头肌断裂或功能不全,造成二尖瓣反流。乳头肌断裂的发生率为1%,低于室间隔穿孔,后乳头肌累及的机会比前侧乳头肌多6～12倍,断裂常发生在乳头肌的远端,可能累及一个或数个小的乳头肌头部,发生在乳头肌近端的完全断裂非常罕见。

AMI患者出现二尖瓣反流时只有46.9%可闻及心尖部收缩期杂音,反流严重者较反流轻者的收缩期杂音闻及率反而降低,提示并发二尖瓣反流的AMI患者仅靠心脏听诊极易漏诊。超声心动图因其诊断二尖瓣反流的敏感性、无创、可床旁操作等特点而被广泛应用。彩色多普勒可显示左房内蓝色的反流束,二维超声可显示因乳头肌断裂所致的二尖瓣连枷状运动,乳头肌功能不全时显示二尖瓣瓣叶在收缩期最大关闭时未达到瓣环水平,形成瓣叶错位的外观。

超声心动图显示的二尖瓣反流对AMI的预后具有预测价值,AMI后早期(一周内)二尖瓣反流多为轻度,中、重度二尖瓣反流较少见。有二尖瓣反流患者30天及1年的病死率显著高于无二尖瓣反流者,提示有二尖瓣反流患者的预后较差。AMI早期出现不同程度的二尖瓣反流与梗死的部位明显相关,下壁、后壁心肌梗死二尖瓣反流的发生率高。AMI后二尖瓣反流与左室形态和下壁异常运动相关,在前壁梗死患者也是如此,而下壁梗死患者二尖瓣反流只与下壁异常运动相关。

七、血管内超声成像

冠状动脉粥样硬化性心脏病患者发生急性心脏事件(急性冠状动脉综合征)的病理基础是动脉粥样硬化斑块破裂或内皮溃疡基础上诱发血栓形成。随着对斑块稳定性的认识,识别不稳定斑块越来越受到关注。冠状动脉造影曾被认为是诊断冠状动脉粥样硬化性心脏病的"金标准",然而它是根据造影剂充盈缺损影像来诊断,只能反映造影剂充填的管腔轮廓,提供有关血管管壁和病变形态结构的信息有限。现在临床上不仅关心冠状动脉的狭窄程度,而且越来越重视冠状动脉内斑块的形态和组成,血管内超声(intravascular ultrasound,IVUS)因此应运而生。IVUS首次为临床提供了直接观察血管壁的动脉粥样硬化斑块和其他病理情况的工具。与冠状动脉造影相比,IVUS提供了更多潜在的信息,IVUS可以在冠状动脉内直接观察血管内膜下结构,即动脉全层(包括斑块厚度),提供管腔、管壁横截面图像,分辨出斑块的大小、组成成分、分布以及观察斑块处血管的重构情况,在斑块稳定性的诊断上具有冠状动脉造影无法比拟的优势。

目前使用的IVUS系统主要包括相控阵技术和机械扫描技术。相控阵技术通过同步产生一束360°的超声束而生成图像,操作过程中需要将整个导管在血管内推送或回撤以获得图像,相对于机械扫描探头,具有更小的外径,其主要缺点是位于转换器周围的伪像。机械扫描技术是将装载有单晶体的转换器设计在外鞘内,利用一个灵活的传动轴带动转换器发生机械旋转,获取图像,操作时需要用生理盐水冲洗以保证转换器与外鞘间没有空气,转速可达每分钟 1 800 r/min,获取的图像清晰度高。机械旋转型导管的近场分辨力较好,可提供清晰的支架小梁影像,且不需滤掉伪影。但机械导管因不能使影像束动态聚焦,其远场分辨力较差。另外,不均匀旋转伪像也是影响机械旋转型导管影像质量的因素。

IVUS在每个图像切面上有 3 个空间方向上的分辨力,通常轴向分辨力为 $80\sim120~\mu m$,侧向分辨力为 $200\sim250~\mu m$,环形切面上的分辨力主要与图像伪像有关,目前还不能量化。研究表明,IVUS所显示的斑块组成和组织学检查有良好的相关性,通过与组织学对比研究发现,IVUS在判断粥样斑块成分方面的可信性已经得到证实,有"活体组织学"之称。

虚拟组织学成像(VH)是利用频率-范围分析的一种新兴技术,IVUS-VH 是在传统灰阶 IVUS 采集不同组织回声信号振幅的基础上,同时收集回声信号的频率,通过射频信号的频率范围分析,可以识别5种颜色编码的4种组织学斑块类型,即钙化、坏死、纤维化以及纤维脂质性斑块,可以区分动脉粥样硬化斑块的组成,判断易损斑块,这些不同的斑块成分被赋予彩色编码。钙化、纤维化、纤维脂质混合和坏死脂质核心分别被标以白色、绿色、黄色和红色。IVUS弹力成像技术已经被用于研究血管壁的机械性质,以间接反映斑块的组织病理学成分,它是将心动周期中的心腔内压力与IVUS、图像相结合,提高血管壁的张力并反映组织学构成。

第二节　主动脉夹层

主动脉夹层是指主动脉壁中层血肿和内膜剥脱伴撕裂,以动脉夹层样改变为特征的特殊动脉瘤。剧烈而持续样前胸和后背疼痛是急性主动脉夹层的最主要症状,慢性主动脉夹层的患者疼痛可能不明显或不剧烈。高血压病伴主动脉粥样硬化是最常见的病因。

内膜剥脱和撕裂发生的部位可发生于主动脉各部,严重者可延至颈动脉、肾动脉、髂动脉及股动脉等。1955 年,De Bakey 根据内膜撕裂的部位及夹层累及的范围,可将主动脉夹层分为以下 3 型(图 3-4)。

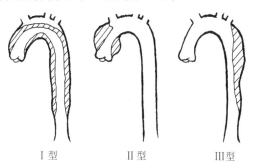

Ⅰ型　　　　Ⅱ型　　　　Ⅲ型

图 3-4　主动脉夹层 De Bakey 分型方法

De Bakey Ⅰ型:破口位于升主动脉或主动脉弓部,内膜撕裂累及升主动脉、主动脉弓和降主动脉全程,部分患者可延至髂动脉或颈动脉等远位。

De Bakey Ⅱ型:破口位于升主动脉,但局限于升主动脉,少数累及部分主动脉弓。

De Bakey Ⅲ型:破口位于左锁骨下动脉远端,累及胸主动脉(De Bakey Ⅲa

型)或腹主动脉(De Bakey Ⅲ b 型)。

一、诊断要点

(1)多个切面均可显示主动脉增宽,其内膜撕裂,呈线状或条索状回声,在心动周期过程中有明显的摆动(图 3-5)。撕裂的内膜厚度不一,如伴有明显的动脉硬化,内膜一般较厚,表面不光滑,而马方综合征夹层时内膜一般较薄,较光滑。

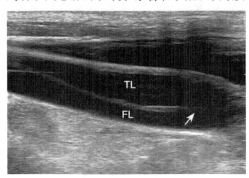

TL:真腔;FL:假腔

图 3-5　左室长轴二维图像

内膜回声中断(箭头所示),断端呈飘带样运动

(2)短轴和长轴显示撕裂的内膜将主动脉分为真腔和假腔,常见的是真腔面积小于假腔,真腔和假腔面积随心动周期有明显的变化,收缩期撕裂的内膜向假腔运动,假腔面积变小,真腔面积增大;舒张期撕裂的内膜向真腔运动,假腔面积增大,真腔面积变小。

(3)部分患者的假腔内可有不同程度的血栓形成,或由于血流淤滞而出现云雾样的自主回声反射,伴有血栓的假腔形态多不规则。

(4)彩色多普勒血流成像可见真腔内血流速度较快,假腔内血流速度较慢。收缩期血流经破口从真腔进入假腔,速度较快,舒张期血流从假腔进入真腔,速度较慢,部分患者可有多个破口处的血流沟通。当伴有主动脉瓣关闭不全时,可探及瓣下反流。

二、鉴别诊断

(一)与动脉管腔内的多重反射伪像鉴别

经食管超声心动图诊断主动脉夹层一般不难,但经胸超声检查时,常由于患者的透声性条件不好,增宽的主动脉可形成伪像,需多切面仔细观察。

(二)与假性动脉瘤鉴别

假性动脉瘤是动脉管壁破裂形成的,表现为动脉管壁不连续,形成扩张的有搏动的无回声囊腔、瘤内呈弱回声的附壁血栓。彩色多普勒血流成像可显示进出瘤颈的血流、瘤腔内的涡流及血栓内的缝隙样血流。

第三节 肺动脉高压

肺动脉高压包括原发性肺动脉高压与继发性肺动脉高压,两者之间应予以鉴别。原发性肺动脉高压病因不明,可能与自身免疫性疾病、病毒感染、化疗有关,主要见于儿童及年轻人。引起继发性肺动脉高压的疾病很多,其病理解剖及病理生理学变化也各不相同。肺动脉高压导致右心阻力增高,右室壁肥厚,舒张受限,右房压升高,导致右心衰竭。

一、诊断要点

(1)二维超声心动图表现:右房、右室增大,右室壁增厚,右室流出道及肺动脉增宽。①彩色多普勒血流成像,三尖瓣或肺动脉瓣反流;②频谱多普勒,肺动脉频谱加速时间缩短,射血前期时间延长,射血时间延长,减速时间延长,形态呈"匕首"状。

(2)超声心动图常用的肺动脉压评估方法是应用三尖瓣反流或心内分流间接估测肺动脉收缩压。

(3)肺动脉收缩压分级。①轻度:4.0~6.7 kPa(30~50 mmHg);②中度:6.7~9.3 kPa(50~70 mmHg);③重度:>9.3 kPa(70 mmHg)。

(4)超声心动图可以对肺动脉压进行无创的估测,常用的评估方法是应用三尖瓣反流或心内分流间接估测肺动脉收缩压。①在不存在右室流出梗阻和肺动脉狭窄时,可应用三尖瓣反流估测肺动脉收缩压;肺动脉收缩压=$4V_{TR}^2$+RAP(V_{TR}为应用连续多普勒测量的三尖瓣反流峰值速度,RAP为右房压)。②室间隔缺损的肺动脉收缩压估测:分为以下两种情况。心室水平左向右分流时肺动脉收缩压=SBP−$4V_S^2$(SBP为收缩压,V_S为室水平左向右分流峰值速度)。心室水平右向左分流时肺动脉收缩压=SBP+$4V_S^2$(SBP为收缩压,V_S为室水平右向左分流峰值速度)。③动脉导管未闭的肺动脉收缩压估测:大动脉水平左向右分流时肺动脉收缩压＝SBP－$4V_s^2$（SBP为收缩压，V_s为大动脉水平左向右分流峰值速度）。心室水平右向左分流时肺动脉收缩压＝SBP＋$4V_s^2$（SBP为收缩压，V_s为大动脉水平右向左分流峰值速度）。④根据肺动脉反流测肺动脉舒张压：PADP＝$4V_{PAED}^2$＋RAP（V_{PAED}为肺动脉瓣反流最大峰速度，RAP为右房压）。⑤根据肺动脉反流测肺动脉平均压：PAMP＝$4V_{PAEMD}^2$＋RAP（V_{PAEMD}为肺动脉瓣反流最小峰速度）。

二、鉴别诊断

原发性肺动脉高压诊断需要排除继发因素，包括先天性心脏病、心脏瓣膜病、肺动脉栓塞等，有时要结合心导管和血管造影检查。继发性肺动脉高压要积极寻找原发病，避免漏诊。

第四节　肺动脉栓塞

肺动脉栓塞是各种栓子阻塞肺动脉为发病原因的一组临床综合征。其栓子大多是血栓，以下肢深静脉血栓脱落最常见。另外，脂肪、羊水、空气、肿瘤等也可形成栓子栓塞，其心脏改变与血栓栓塞是相同的，多会引起急性或逐渐出现的肺动脉高压，右室肥厚及右心衰竭。

一、诊断要点

(一)间接征象

(1)右心增大，尤以右室增大显著，慢性期出现右室壁增厚。

(2)室间隔偏向左室侧，呈"D"字形(图3-6)，室间隔与左室后壁同向运动。

(3)三尖瓣环扩张伴少至中等量的反流。

(4)肺动脉高压。

(5)下腔静脉扩张，吸气时不塌陷。

(二)直接征象

肺动脉主干及分支内探及团块或血栓样回声，可确定诊断。直接观察肺动脉内栓子并评估其位置、阻塞程度和累及范围，但检出率低(图3-7)。

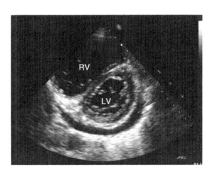

RV:右室,LV:左室

图 3-6 左室短轴二维图像

右室增大,室间隔偏向左室侧,呈"D"字形

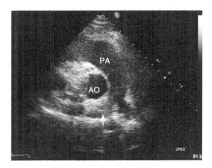

PA:肺动脉,AO:主动脉

图 3-7 肺动脉长轴二维图像

箭头所示右肺动脉内血栓

二、鉴别诊断

(一)与各种原因引起的右心增大鉴别

房间隔缺损、肺源性心脏病、肺静脉异位引流等。如果能够直接看到肺动脉内栓子,不难鉴别。肺源性心脏病等无法通过超声心动图来鉴别的疾病,需结合病史及其他检查。

(二)与引起胸痛、呼吸困难的疾病鉴别

AMI、主动脉夹层等。AMI表现为左室壁节段性变薄及运动异常,有时会出现室壁瘤、附壁血栓等心肌梗死并发症。肺栓塞主要表现为右心增大,肺动脉高压等。

第五节　扩张型心肌病

　　扩张型心肌病既往称为充血型心肌病,是原发性心肌病的最常见类型,其特点是心肌收缩无力,心排血量减少,心脏普遍扩大。扩张型心肌病病因不明,发病因素可能为感染、营养缺乏、酒精中毒、代谢性疾病或自身免疫性疾病等。

一、病理解剖

　　扩张型心肌病的主要病理解剖改变是全心扩大(全心型)或左心扩大为主(左室型)或右心扩大(右室型)。心肌重量增加,心肌纤维不均匀肥大、退行性变及间质性纤维化,室壁厚度低于正常,心内膜纤维性增厚和心外膜轻度局灶性淋巴细胞浸润。心肌间质性纤维化是最常见的病变,呈灶性分布于室壁的内缘,也可出现心壁成片受损,心脏的起搏、传导系统均可受侵犯;晚期可有心肌细胞溶解;双侧心房亦可扩大,心室腔内常见附壁血栓。

二、血流动力学

　　扩张型心肌病的患者,心肌病变使心脏收缩力减弱,左室射血分数和心搏量下降。早期心搏量减少可增加心率代偿,心排血量尚可维持。后期失代偿,左室收缩末期残余血量增多,舒张末期压力增高,心腔扩大,瓣环增大,造成二、三尖瓣关闭不全,发生充血性心力衰竭。进而左房、肺静脉压及肺动脉压力相继升高,最后出现右心衰竭,心腔进一步扩大,心室壁内张力增大,氧耗增多,心肌变薄、心率加速引起心肌相对缺血,而心肌摄氧的能力已达极限,因而可引起心绞痛;当心脏的传导系统受累时可引起各种心律失常。

三、诊断要点

(一)定性诊断

1.二维超声心动图

　　各房室腔均明显扩大,以左室扩大更显著,左室流出道明显增宽;严重者整个心脏呈球形扩大伴肺动脉增宽。心腔的扩大以前后径、左右径增加为显著。相对缩小的二尖瓣口与扩大的心腔形成明显的"大心腔、小瓣口"。随着心腔的扩大,腱索与乳头肌出现相应的延长和肥大。在左室收缩功能明显减退的患者中,左室内可见附壁血栓形成或合并心包积液。

2.M 型超声心动图

心室壁多数变薄,呈弥漫性运动幅度减低,以室间隔为明显;室壁增厚率、左室短轴缩短率明显下降;二尖瓣开放幅度的减低和左室舒张末期内径的增大,使舒张早期二尖瓣前叶 E 峰与室间隔之间的距离增大(图 3-8)。

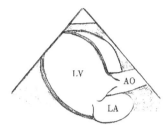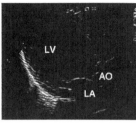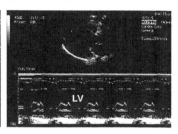

LA 左房;LV 左室;AO 主动脉

图 3-8　左室长轴切面见左室扩大,二尖瓣相对缩小(大心腔、小瓣口),M 型超声见室壁运动明显减弱,舒张期二尖瓣 E 峰顶端至室间隔左室面间的距离(EPSS)增大

3.彩色多普勒超声心动图

心室收缩功能下降,导致各瓣口的血流速度降低,瓣口血流显色暗淡。由于瓣环扩大以及乳头肌和腱索向心尖的移位,收缩期二尖瓣及三尖瓣瓣尖对合不良,瓣口关闭不全,于左房及右房内可探及反流束(图 3-9)。

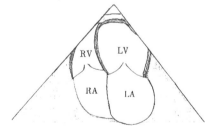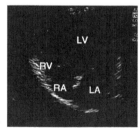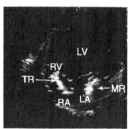

LA 左房;RV 右室;LV 左室;RA 右房;MR 二尖瓣反流;TR 三尖瓣反流

图 3-9　四腔心切面见左心扩大,二尖瓣、三尖瓣相对性关闭不全

4.频谱多普勒

左室收缩功能下降,导致左室流出道及主动脉瓣口流速下降。在病程早期,二尖瓣正向血流频谱 E 波流速下降,A 波流速增高,随着病情发展,E 波升高,A 波流速减低。收缩期二尖瓣及三尖瓣瓣尖对合不良,瓣口关闭不全,于左房及右房内可探及反流频谱。

(二)定量诊断

(1)心腔扩大,左室舒张末径>55 mm。左室流出道增宽,前后径>35 mm。

M 型超声心动图显示舒张期二尖瓣 E 峰顶端至室间隔左室面间的距离 >10 mm(正常为 2~5 mm)。

(2)左室收缩功能下降,射血分数<50%。收缩功能下降可采用如下分级标准:在静息状态下,<50%可认为左室收缩功能减低,41%~50%时为轻度减低,30%~40%时为中度减低,<30%为重度减低。

(3)通过测量扩张型心肌病患者的二尖瓣和肺静脉瓣血流频谱,可将患者左室充盈异常分为轻度舒张功能受损、中度舒张功能受损、重度舒张功能受损和非常严重舒张功能受损四个阶段。

四、诊断注意点

诊断中要注意排除风湿性心脏病、冠状动脉粥样硬化性心脏病、高血压性心脏病、先天性心脏病等所致的心肌病变。

五、鉴别诊断

(一)冠状动脉粥样硬化性心脏病

冠脉广泛受累患者超声显示心脏扩大,可伴有心力衰竭、心功能降低、室壁运动减弱、心律失常等表现,与扩张型心肌病十分相似,鉴别点为:冠状动脉粥样硬化性心脏病大多表现有节段性室壁运动异常,而扩张型心肌病的室壁运动以弥漫性减弱为特征。对少数扩张型心肌病患者伴有节段性室壁运动异常引起鉴别诊断困难时,可行多巴酚丁胺超声心动图负荷试验进一步鉴别。

(二)高血压性或肺源性心脏病

晚期高血压性心脏病左室明显扩大,室壁运动幅度减低应与左心扩张型心肌病鉴别:高血压性心脏病患者均有长期高血压病史,左室室壁增厚,升主动脉增宽及左室舒张功能异常。肺源性心脏病表现为右心增大,应与右心扩张型心肌病鉴别:肺源性心脏病患者右室压力负荷过重,超声心动图检查可见右室壁增厚,运动增强,肺动脉压明显升高。

(三)器质性心脏瓣膜病

当风湿性病变累及二尖瓣造成二尖瓣反流时,左心明显扩大,疾病晚期左室室壁运动幅度明显降低,左室射血分数下降,与扩张型心肌病合并二尖瓣反流相似;但风湿性心脏病常有瓣膜显著病变,如二尖瓣瓣尖的结节样增厚,脱垂或腱索断裂,多数患者合并二尖瓣狭窄。

(四)病毒性心肌炎

急性病毒性心肌炎的超声表现与扩张型心肌病类似,鉴别主要根据临床表现以及实验室检查结果(病毒性心肌炎患者常有上呼吸道感染、腹泻等病毒感染病史,病毒学检查阳性,血清肌酸激酶、肌酸激酶同工酶水平升高)。

第六节　心包炎和心包积液

心包炎与心包积液关系密切,心包积液是心包炎最重要的表现之一,但并非所有心包炎均有心包积液,少数仅有少量炎性渗出物。反之,心包积液不一定是炎症性,还有非炎症性。心包炎一般分为急性、慢性心包炎及缩窄性心包炎。心包积液按性质一般分为漏出液性、渗出液性、脓性、乳糜性、血性等。

一、病理解剖

急性心包炎的心包呈急性炎症性病理改变,包括炎性细胞浸润、局部血管扩张、纤维素沉积等。受累心包常有纤维蛋白渗出,纤维素沉积等多种渗出物,表现为心包积液等各种形式。心包炎反复发作,病程较长为慢性心包炎,容易发展为缩窄性心包炎,主要表现为心包增厚、粘连、纤维化和钙化等。部分心包腔消失,壁层及脏层融合或广泛粘连。

二、血流动力学

急性心包炎没有心包积液时,对血流动力学无明显影响,随心包积液量增多,心包腔内压力升高,渐渐地对血流动力学产生影响,主要表现为心房、心室舒张受限,舒张末期压力增高,心室充盈不足,心排血量减少。短时间内出现较多心包积液可引起心包压塞,发生急性心力衰竭。缩窄性心包炎也主要影响心脏舒张功能,心腔充盈受限,导致慢性心力衰竭。

三、诊断要点

(一)定性诊断

1.二维超声心动图

缩窄性心包炎可见心包增厚,尤以房室瓣环部位为显著,双心房扩大,双心室腔相对缩小,吸气时室间隔舒张早期短暂向左室侧异常运动。超声只能间接反映积液性质,如心包腔内的纤维条索、血块、肿瘤和钙盐沉着等。化脓性和非化脓性心包积液均可见到纤维条索;手术及外伤后,血性心包积液内可见血块;恶性肿瘤时,心包腔内有时可见到转移性病灶,常附着于心外膜表面(图 3-10)。

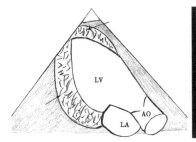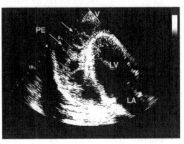

LA 左房;LV 左室;AO 主动脉;PE 心包积液

图 3-10　左室流入流出道切面显示心包积液合并纤维索形成

2.彩色多普勒超声心动图

急性心包炎及少量心包积液一般对血流动力学不产生影响。较大量心包积液及缩窄性心包炎时,房室瓣口血流速度可增快。吸气时右侧房室瓣口血流增加更明显。

3.频谱多普勒超声心动图

较大量心包积液可疑心包压塞及缩窄性心包炎时,频谱多普勒可探及较特别血流频谱:左房室瓣口舒张早期前向血流速度明显增高、EF 斜率快速降低、舒张晚期充盈血流明显减少,形成 E 峰高尖而 A 峰低平、E/A 比值明显增大。吸气时左房室瓣口舒张早期血流峰值速度可减低。

(二)定量诊断

1.微量心包积液(<50 mL)

心包腔无回声区宽为 2～3 mm,局限于房室沟附近的左室后下壁区域(图 3-11)。

2.少量心包积液(50～100 mL)

心包腔无回声区宽为 3～5 mm,局限于左室后下壁区域(图 3-12)。

3.中量心包积液(100～300 mL)

心包腔无回声区宽为 5～10 mm,主要局限于左室后下壁区域,可存在于心尖区和前侧壁,左房后方一般无积液征(图 3-13)。

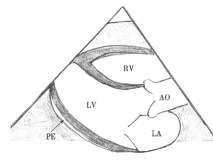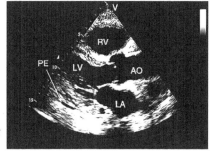

LA 左房;RV 右室;LV 左室;AO 主动脉;PE 心包积液

图 3-11 左室长轴切面显示左室后方微量心包积液

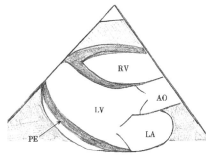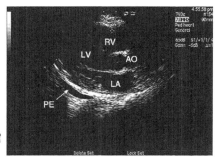

LA 左房;LV 左室;RV 右室;AO 主动脉;PE 心包积液

图 3-12 左室长轴切面显示左室后方少量心包积液

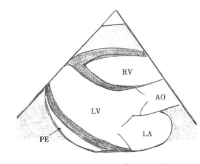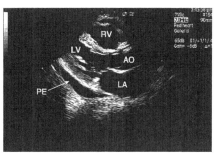

LA 左房;LV 左室;RV 右室;AO 主动脉;PE 心包积液

图 3-13 左室长轴切面显示左室后方中等量心包积液

4.大量心包积液(300~1 000 mL)

心包腔无回声区宽为 10~20 mm,包绕整个心脏,可出现心脏摆动征(图 3-14)。

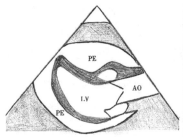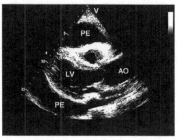

LV 左室;AO 主动脉;PE 心包积液

图 3-14 左室短轴切面显示心包大量积液

5.极大量心包积液(1 000~4 000 mL)

心包腔无回声区宽为 20~60 mm,后外侧壁和心尖区无回声区最宽,出现明显心脏摆动征(图 3-15)。

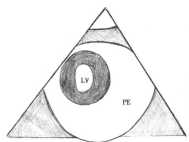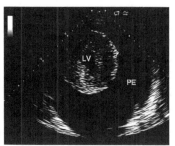

LV 左室;PE 心包积液

图 3-15 左室短轴切面显示左室周边心包极大量积液

四、诊断注意点

(1)正常健康人的心包积液<50.0 mL,不应视为异常。另外,小儿心前区胸腺及老年人和肥胖者心外膜脂肪,在超声心动图上表现为低无回声区,应避免误诊为心包积液。

(2)大量心包积液或急性少量心包积液伴呼吸困难时,应注意有无心包压塞征象,如:右室舒张早期塌陷、心房塌陷、吸气时右房室瓣血流速度异常增高等。

(3)急性血性心包积液时,应注意有无外伤性心脏破裂、主动脉夹层破入心包情况,彩色多普勒超声有助于诊断。

(4)超声引导心包积液穿刺已广泛应用于临床,应注意选择最适宜的穿刺途径及进针深度。

五、鉴别诊断

（一）限制型心肌病

限制型心肌病的病理生理表现类似于缩窄性心包炎，双心房扩大，心室舒张受限。但限制型心肌病的心内膜、心肌回声增强，无心包增厚及回声增强。

（二）胸腔积液

胸腔积液与极大量心包积液较容易混淆，仔细观察无回声暗区有无不张肺叶或高回声带是否为心包，有助于鉴别。

第七节　胎儿法洛四联症

一、概述

（一）定义

法洛四联症是以室间隔缺损、主动脉骑跨、漏斗部肺动脉狭窄和右室肥厚为特征的一组先天性心脏畸形。

（二）胚胎发育

法洛四联症的胚胎基础是圆锥动脉干发育异常。胚胎发育至第5周时，圆锥动脉和心球内出现螺旋形嵴，并继之形成主-肺动脉隔，将动脉干和心球分隔为主动脉和肺动脉。之后圆锥动脉逆时针旋转，主动脉瓣下圆锥旋至左后方，逐渐吸收后与二尖瓣前叶呈纤维连续。当该发育期异常时，导致螺旋形主-肺动脉间隔异常右移，圆锥动脉干扭转不充分，主动脉不能充分向左后移位，而骑跨于室间隔之上。漏斗部发育不良，圆锥间隔前移，室间隔不能与心内膜垫融合封闭室间孔而形成主动脉瓣下室间隔缺损。右室肥厚是继发性改变，在胎儿期表现不明显。

（三）病理解剖与分型

（1）伴肺动脉狭窄的典型法洛四联症：肺动脉狭窄可位于漏斗部、肺动脉瓣、肺动脉瓣环、肺动脉干及左右分支。漏斗部狭窄较局限时，漏斗腔和肺动脉发育较好。漏斗部呈弥散狭窄时，漏斗腔和肺动脉多发育不良。绝大多数病例均有肺动脉瓣狭窄，表现为肺动脉瓣增厚、粘连，开放受限。典型法洛四联症的室间隔缺损位于主动脉瓣下，大多数为膜周部室间隔缺损。当漏斗间隔缺损时，室间隔缺损可延伸至肺动脉瓣下，为双动脉下室间隔缺损。主动脉骑跨一般为50%左右（图3-16）。

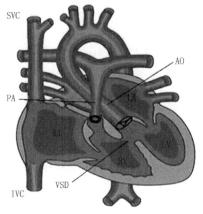

AO：主动脉；PA：肺动脉；VSD：室间隔缺损；SVC：上腔静脉；IVC：下腔静脉；RA：右房；RV：右室；LA：左房；LV：左室

图3-16 典型伴肺动脉狭窄的法洛四联症示意图

图中所示：较大室间隔缺损位于主动脉瓣下，主动脉内径增宽骑跨于室间隔之上，肺动脉瓣及漏斗部狭窄

（2）伴室间隔缺损的肺动脉闭锁：以往称之为重症法洛四联症。表现为肺动脉瓣闭锁、肺动脉系统发育不良、漏斗部或膜部室间隔缺损、主动脉骑跨。由于肺循环严重发育不良，其肺部血供完全来自体循环，包括来自动脉导管和体-肺之间的循环（图3-17）。

（3）伴肺动脉瓣缺如的法洛四联症：又称为肺动脉瓣缺如综合征，是一种罕见的心脏畸形，以肺动脉瓣缺如、发育不良或未完全发育为特征，伴有流出道室间隔缺损和主动脉骑跨。常归为法洛四联症的一个亚类。肺动脉干和左右肺动脉明显扩张，肺动脉瓣环水平狭窄并伴有严重关闭不全（图3-18）。

（四）发病率、合并畸形

经典伴肺动脉狭窄的法洛四联症占所有法洛四联症的80%，伴室间隔缺损的肺动脉闭锁占所有法洛四联症约20%，伴肺动脉瓣缺如的法洛四联症占3%～6%，但在胎儿期较高，占出生前法洛四联症的15%～20%。约57%的法洛四联症患者可合并其他心脏畸形，较常见的畸形有右位主动脉弓、房间隔缺损、卵圆孔未闭、永存左上腔静脉、房室间隔缺损、冠状动脉循环异常等。法洛四联症胎儿有更高的心外畸形、染色体异常和遗传性综合征的发生率，大多数病例中为 21-三体、13-三体和 18-三体综合征。

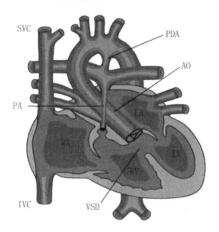

AO:主动脉;PA:肺动脉;VSD:室间隔缺损;PDA:动脉导管;SVC:上腔静脉;
IVC:下腔静脉;RA:右房;RV:右室;LA:左房;LV:左室

图 3-17　法洛四联症伴室间隔缺损的肺动脉闭锁示意图

图中所示:主动脉瓣下室间隔缺损,主动脉骑跨,漏斗部呈弥散重度狭窄,漏斗腔
发育不良,主肺动脉闭锁,肺循环依靠较粗大动脉导管供血

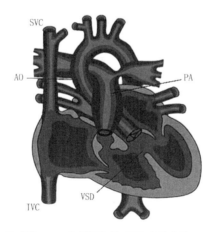

AO:主动脉;PA:肺动脉;VSD:室间隔缺损;SVC:上腔静脉;IVC:下腔静脉;RA:
右房;RV:右室;LA:左房;LV:左室

图 3-18　伴肺动脉瓣缺如的法洛四联症示意图

肺动脉瓣缺如,瓣环水平狭窄,肺动脉主干及左右肺动脉明显扩张。室间隔缺
损,主动脉骑跨,漏斗部狭窄

二、临床所见

法洛四联症有以下几个声像图特点。

(一)室间隔缺损

由于相当一部分患儿的室间隔缺损不是很大,因此,心脏四腔心观往往不易观察到室间隔缺损回声。此时,略倾斜探头使声束对向左室流出道,或者改用左心长轴切面进行寻找,就可能发现室间隔连续线回声出现中断。室间隔缺损的大小因人而异(图 3-19)。

(二)主动脉骑跨

左心长轴平面上除了可观察室间隔缺损外,还能显示宽大的主动脉骑跨于室间隔上(图 3-20)。

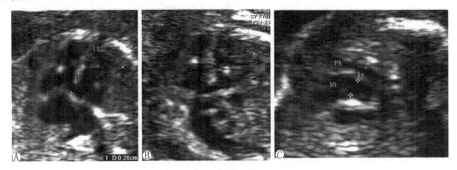

图 3-19　法洛四联症(一)

A.妊娠 19+ 周,心尖四腔心观,显示室间隔膜周连续线中断(测量键),为室间隔缺损;B.同一病例,左室流出道,显示主动脉增宽并骑跨在室间隔缺损部位;C.同一病例,心脏短轴平面,显示肺动脉明显狭窄(PA,测量键 2)

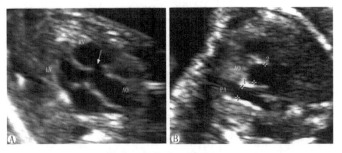

图 3-20　法洛四联症(二)

A.妊娠 19+ 周,左室流出道,见室间隔缺损(箭头所示)及主动脉骑跨;B.同一病例,心脏短轴平面,肺动脉(PA,测量键 1)明显小于主动脉(AO,测量键 2)。染色体检查示正常核型 46,XY,合并迪格奥尔格(DiGeorge)综合征,引产尸解证实法洛四联症

(三)肺动脉狭窄

无论是右室流出道、心脏短轴切面,还是三血管平面都能发现肺动脉狭窄的

证据,主要表现为肺动脉管径明显小于主动脉管径(图 3-21),而正常情况下肺动脉主干横径与升主动脉横径基本相等或略大于主动脉。

在严重肺动脉狭窄时,二维声像图上不能显示肺动脉,仅在彩色血流图上见极细的肺动脉血流,同时,主动脉血流图有明显增宽改变。少数法洛四联症合并肺动脉闭锁的胎儿可显示动脉导管反流信号。法洛四联症合并肺动脉瓣缺失者,声像图表现为肺动脉主干及左、右肺动脉瘤样扩张。除了合并肺动脉瓣缺失,一般来说,法洛四联症在胎儿期间不会出现右室肥大改变。

在圆锥动脉干缺损病例的声像图上,往往可见到心轴左移(图 3-21C)。

如前所述,法洛四联症可合并肺动脉瓣闭锁和肺动脉瓣缺如,而且也有可能合并其他心内畸形,如心内膜垫缺损、肌部室间隔缺损、大血管位置异常、右位心等,同时,也可能合并心外畸形及其他异常,如 DiGeorge 综合征。

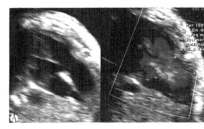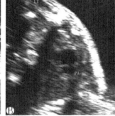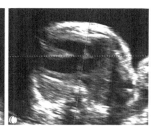

图 3-21 法洛四联症(三)

A.妊娠 28⁺ 周,左室流出道,左侧图像示室间隔缺损及主动脉骑跨,右侧彩色超
声示左右室的血液均流向主动脉;B.同一病例,心脏短轴平面,示肺动脉明显狭小
(PA),未见胸腺;C.同一病例,心轴严重左移。产后心脏超声证实为法洛四联症
合并肺动脉闭锁、DiGeorge 综合征

虽然法洛四联症在心脏超声声像图上有多项异常表现,但有些不典型或不严重的病例仍然不易于产前诊断。尤其是肺动脉狭窄不很严重的法洛四联症,声像图上能清晰地显示双侧流出道、室间隔缺损较小、主动脉骑跨也不严重,在孕中期时极易漏诊。国外有报道,法洛四联症的产前诊断率为 43%~55.6%。

三、超声诊断要点

(一)伴肺动脉狭窄的典型法洛四联症

胎儿法洛四联症在四腔心切面表现为四腔心对称,右室壁厚度正常,室间隔缺损较大时可在此切面显示,多因室间隔缺损位置较高,四腔心显示为室间隔连续完整。因为标准四腔心切面扫查多显示室间隔缺损流入道部分,因而易造成法洛四联症漏诊,故应从短四腔心向五腔心进行动态扫描,以免漏诊室间隔缺损。五腔心切面、大动脉短轴切面或左心长轴切面可显示主动脉瓣下室间隔缺损伴主动脉增宽、骑跨于室间隔之上。彩色多普勒血流成像显示收缩期左、右室血流均进入主动脉内。三血管切面及右室流出道切面可显示漏斗部狭窄和肺动脉内径明显窄于主动脉的典型法洛四联症特征。合并肺动脉瓣狭窄时,表现为肺动脉瓣增厚、回声增强、活动受限。彩色多普勒血流成像漏斗部及肺动脉瓣口可探查到彩色混叠的湍流信号,但频谱多普勒所测的流速可轻度增快也可正常。对于部分病例在妊娠早期至中期初诊断法洛四联症有一定困难,因一些轻型的法洛四联症在妊娠早中期肺动脉干和主动脉之间大小差异和主动脉骑跨并不明显,随着孕周的增长上述差异会逐渐增加。五腔心切面二维和彩色多普勒成像显示主动脉根部的增宽和(或)细小的肺动脉可为诊断提供线索。三维超声的断层模式可显示室间隔缺损、主动脉骑跨和肺动脉狭窄。时空关联成像技术(STIC)玻璃体模式的彩色多普勒超声成像可在三血管气管切面显示病变血管。

(二)伴室间隔缺损的肺动脉闭锁

与经典法洛四联症的区别为无右室流出道,右室与肺动脉无连接征象。五腔心切面显示大的膜周部室间隔缺损,主动脉根部宽大,骑跨于室间隔缺损之上。彩色多普勒血流成像:收缩期右室血流完全通过室间隔缺损进入主动脉内。当肺动脉瓣或肺动脉主干近端闭锁时,肺动脉主干呈细小的管状结构,远端管腔存在并与左、右肺动脉相连,三血管切面可见发育不良的细小肺动脉。部分病例表现为肺动脉血管发育严重不良,闭锁的肺动脉呈纤维条索状,并与左、右肺动脉和动脉导管相连。三血管切面显示动脉导管内径通常宽于闭锁的肺动脉,尤其当其为肺循环的血供来源时,内径通常扩张。彩色多普勒血流成像:可探查到动脉导管逆向血流信号及在主动脉长轴切面可显示起源于降主动脉的主动脉-肺动脉间侧支循环动脉的血流信号。

(三)伴肺动脉瓣缺如的法洛四联症

四腔心切面显示右室扩张。五腔心切面可显示室间隔缺损和主动脉骑跨,与经典法洛四联症不同,主动脉根部并不增宽。大动脉短轴切面或三血管切面可显示明显扩张的肺动脉和左右分支、肺动脉瓣环狭窄、无肺动脉瓣启闭活动。大多数病例合并动脉导管缺如,在三血管-气管切面不能显示肺动脉与降主动脉相连接的征象。彩色多普勒血流成像:收缩期和全舒张期跨肺动脉瓣的高速射流和反流信号,同时伴有三尖瓣反流。

四、鉴别诊断及预后

(一)鉴别诊断

如果发现室间隔缺损且疑有主动脉骑跨而又未见肺动脉,或存在两条大血管但其中一条狭窄时,应注意与以下几种疾病鉴别。

1.永存动脉干

永存动脉干也表现为室间隔缺损、"主动脉骑跨"和肺动脉不显示。但是,如经仔细观察若能发现肺动脉出自骑跨的"主动脉"这一特征,就可以做出永存动脉干的诊断。然而因肺动脉分支的变异很大,有时产前超声鉴别很困难。

2.右室双流出道

右室双流出道必定合并室间隔缺损,且两条流出道往往一大一小,其中一条可能骑跨在室间隔缺损上。若骑跨的是主动脉,声像图酷似法洛四联症。但是,右室双流出道的两条大血管更明显地应该是发自右室,临床上以骑跨的百分比来区分法洛四联症或右室双流出道;也有人通过观察主动脉根部是否与二尖瓣相连来鉴别,但产前超声判断仍然相当困难。

3.大血管错位

前后关系的大血管错位合并室间隔缺损同时其中一条血管又有狭窄时,与法洛四联症不易鉴别,因为此时很容易观察到"大血管骑跨"。鉴别要点是仔细识别主动脉与肺动脉。

4.单纯室间隔缺损

室间隔缺损在左室流出道平面上可显示室间隔与主动脉连续线的中断,比较像主动脉骑跨。但不存在肺动脉狭窄。

5.其他

如正常心脏若因切面关系出现室间隔膜部回声失落,声像图表现犹如室间隔缺损及主动脉骑跨。检查时,只要适当移动探头改变扫描平面即可避免误诊。

(二)预后

自手术方法改进后,法洛四联症的预后大为乐观。新的手术方法分两步完成,第一步先做一个简单的分流手术,以保证肺部有相对充足的血流。这种分流手术吻合了锁骨下动脉和肺动脉,被称为 Blalock-Taussing 分流。第二步的手术较复杂,必须在体外循环下进行,手术包括关闭室间隔缺损、重建右室流出道,以及纠正解剖学上的缺陷。现在,法洛四联症的术后存活率可高达 85%,大部分存活者无症状且活动正常。

然而,法洛四联症合并肺动脉闭锁或肺动脉瓣缺失时,预后就较差。尤其是合并肺动脉瓣缺失可引起胎儿或新生儿充血性心力衰竭和肺动脉及其分支的瘤样扩张,造成新生儿呼吸窘迫。有报道,出现严重呼吸困难者虽经治疗,病死率仍高达 76%,其中,经手术治疗的病死率为 41%,那些仅有轻微呼吸道症状患儿的手术后病死率也近 1/3。若合并 DiGeorge 综合征,预后也很差。

产前超声发现法洛四联症,应仔细观察有无合并其他的心内或心外畸形。并且应当做染色体检查,有条件时还应检查 22q11 有无缺失。有生机儿前可考虑终止妊娠;对继续妊娠者,应咨询小儿心外科医师,根据当地的儿科心脏手术水平做决定。而且,分娩时应有儿科、心脏科医师在场。

第四章 内分泌系统超声诊断

第一节 甲状腺炎

一、急性化脓性甲状腺炎

急性化脓性甲状腺炎是由细菌或真菌感染引起的甲状腺急性化脓性炎症，在无抗生素时期，急性化脓性甲状腺炎的发病率在外科疾病中占 0.1%，随着抗生素的使用，急性化脓性甲状腺炎变得较为罕见。

(一)病理与临床表现

1.病理

甲状腺组织呈现急性炎症特征性改变。病变可为局限性或广泛性分布。初期可有大量多形核细胞和淋巴细胞浸润，伴组织坏死和脓肿形成，脓液可以渗入深部组织。后期可见到大量纤维组织增生，脓肿以外的正常甲状腺组织的结构和功能是正常的。

2.临床表现

急性化脓性甲状腺炎的一般表现为甲状腺肿大和颈前部剧烈疼痛，触痛，畏寒，发热，心动过速，吞咽困难和吞咽时颈痛加重。

(二)超声诊断

根据梨状隐窝窦道的走行不同，可造成甲状腺脓肿或颈部脓肿，而甲状腺脓肿和颈部脓肿又可以相互影响。因此，可以从 3 个方面对急性化脓性甲状腺炎的超声表现进行评估，即分别评估甲状腺的超声改变、颈部软组织的超声改变和梨状隐窝窦道的超声表现。不过要指出的是，3 个方面的超声表现可以同时出现而不是相互孤立的。

1.甲状腺的超声改变

(1)发生部位及大小:急性化脓性甲状腺炎的发生部位通常与梨状隐窝窦道的走行有关,病变多发生在甲状腺中上部近颈前肌的包膜下区域。发病早期二维超声上的甲状腺仅表现为甲状腺单侧或双侧不对称性肿大,是由于甲状腺组织严重的充血、水肿引起的(图4-1)。疾病后期随着甲状腺充血水肿的减轻以及大量纤维组织增生,甲状腺形态亦发生改变,即腺体体积回缩,可恢复至原来大小。

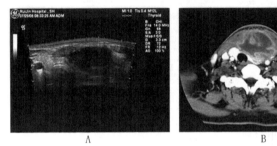

图 4-1　急性化脓性甲状腺炎脓肿形成期(一)

A.灰阶超声显示脓肿累及甲状腺整个左侧叶;B.CT
显示左侧正常甲状腺组织基本消失

(2)边界和形态:由于急性化脓性甲状腺炎早期的甲状腺组织多有充血、水肿,故超声表现为病灶边缘不规则,边界不清晰。脓肿形成时,甲状腺内可见边缘不规则,边界模糊的混合型回声或无回声区,壁可增厚(图4-2)。当急性化脓性甲状腺炎症状较重并向周围软组织蔓延或由于急性颈部感染蔓延至甲状腺时,炎症可延伸至包膜或突破包膜蔓延至周围软组织,超声表现为与周围甲状腺组织分界不清,甚至分界消失。

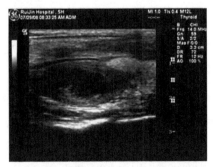

图 4-2　急性化脓性甲状腺炎脓肿形成期(二)

灰阶超声显示脓肿位于甲状腺上极包膜下,壁厚,内部为弱回声

(3)内部回声:发病期间甲状腺内部回声不均匀,有局灶性或弥散性低回声区,大小不一,低回声与炎症严重程度有关,随着病程的进展,低回声区逐步增多(图 4-3)。严重时甲状腺内可呈大片低回声区,若有脓肿形成则可有局限性无回声区,其内透声性多较差,可见多少不一的点状回声,以及出现类似气体的强回声且伴"彗尾征"。病程后期由于炎症的减轻以及大量纤维组织的增生,超声可显示甲状腺内部回声增粗、分布不均,低回声区以及无回声区缩小甚至消失,恢复为正常甲状腺组织的中等回声,但仍可残留不规则低回声区。无论病变轻还是重,残余的甲状腺实质回声可保持正常(图 4-4)。

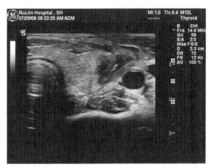

图 4-3 急性化脓性甲状腺炎早期

灰阶超声显示甲状腺上极包膜下低回声区,边缘不规则,边界模糊

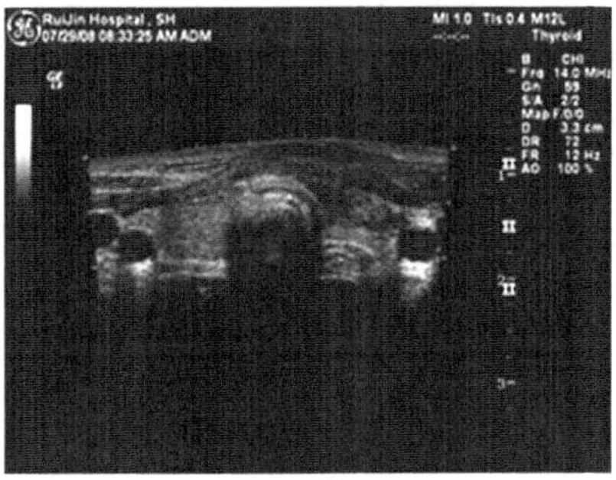

图 4-4 急性化脓性甲状腺炎恢复期

灰阶超声显示左叶甲状腺内残留不规则低回声区

彩色多普勒超声可显示甲状腺化脓性炎症的动态病理过程中血供状况的改变。①在炎症早期,由于炎性充血可导致甲状腺炎症区域血供增加;②脓肿形成后,脓肿内部血管受破坏,彩色多普勒超声可显示脓肿内部血供基本消失,而脓肿周围组织因炎症充血血供增加;③恢复期,由于病变甲状腺修复过程中纤维组织的增生,病变区域依然血供稀少。

2.颈部软组织的超声改变

梨状隐窝窦道感染累及颈部时,由于颈部软组织较为疏松,炎症将导致颈部肿胀明显。患侧颈部皮下脂肪层、肌层和甲状腺周围区域软组织明显增厚,回声减低,层次不清。受累区域皮下脂肪层除了增厚外,尚可见回声增强现象。脂肪层和肌层失去清晰分界。肌肉累及可发生于舌骨下肌群和胸锁乳突肌,表现为肌肉增厚,回声减低,肌纹理模糊(图4-5)。脓肿常紧邻甲状腺而形成,脓肿除压迫甲状腺外,还可压迫颈部其他解剖结构,如颈动脉、气管或食管发生移位。脓肿边缘不规则,与周围软组织分界模糊。脓肿液化后可出现液性无回声区,内伴絮片状坏死物高回声,探头挤压后可见流动感(图4-6)。恢复期,随着炎症消退,肿胀的颈部软组织、肌层可逐步恢复正常,但由于炎症破坏,各组织层次结构依然不清(图4-7)。

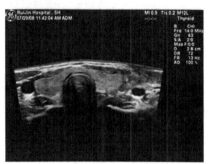

图4-5 颈部软组织肿胀

灰阶超声显示左颈部舌骨下肌群和胸锁乳突肌肿胀,层次不清

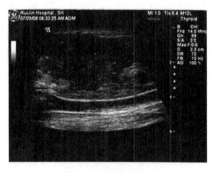

图4-6 颈部脓肿

灰阶超声显示右颈部脓肿形成,内伴絮片状高回声

彩色多普勒超声可显示肿胀的颈部软组织和肌层血供增加,而脓肿内部血供基本消失,脓肿周围组织血供增加。恢复期,软组织和肌层的血供减少。

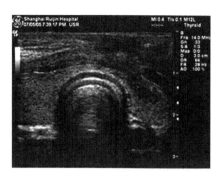

图 4-7　急性化脓性甲状腺炎恢复期

灰阶超声显示左颈部皮下软组织及肌层分界不清

3.梨状隐窝窦道的超声改变

梨状隐窝窦道是急性化脓性甲状腺炎的重要发病因素,发现梨状隐窝窦道的存在对于明确病因和制订治疗方案具有非常重要的意义。CT 在探测窦道或窦道内的气体和显示甲状腺受累方面优于 MRI 和超声,是评估窦道及其并发症的最佳手段。

梨状隐窝窦道的超声探测有相当的难度,可通过以下方法改善超声显示的效果:①嘱患者吹喇叭式鼓气(改良瓦氏呼吸),嘱患者紧闭嘴唇做呼气动作以扩张梨状隐窝;②在检查前嘱患者喝碳酸饮料,当患者仰卧位时,咽部气体进入窦道,从梨状隐窝顶(尖)部向前下走行,进入甲状腺,此时行超声检查可见气体勾画出窦道的存在。在进行上述检查前应进行抗生素治疗以消除炎症,否则由于炎症水肿导致的窦道关闭影响检查结果。

在取得患者配合后,超声就有可能直接观察到气体通过梨状隐窝进入颈部软组织或甲状腺病灶,这是由于其与梨状隐窝相交通所致;超声亦可显示窦道存在的间接征象,表现为原来没有气体的病灶内出现气体的强回声(图 4-8)。

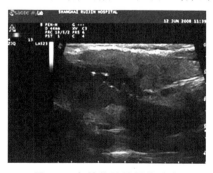

图 4-8　急性化脓性甲状腺炎

灰阶超声显示脓肿病灶内气体强回声,后伴"彗星尾"征

(三)鉴别诊断

1.亚急性甲状腺炎

亚急性甲状腺炎通常疼痛不如化脓性甲状腺炎剧烈,不侵入其他颈部器官,血沉明显增快,早期有一过性甲状腺功能亢进症状以及血 TT_3、FT_3、TT_4、FT_4 升高而促甲状腺激素(TSH)下降,甲状腺吸 ^{131}I 率降低的分离现象,甲状腺活检有多核巨细胞出现或肉芽肿形成。

2.甲状腺恶性肿瘤

甲状腺恶性肿瘤可发生局部坏死,类似急性化脓感染,没有急性炎症性的红、肿、热、痛表现,应予警惕。

3.其他颈前炎性肿块

肿块不随吞咽上下活动,B超或CT检查可帮助鉴别,甲状腺扫描无相应变化。

二、亚急性甲状腺炎

亚急性甲状腺炎是一种自限性甲状腺炎,因不同于病程较短的急性甲状腺炎,也不同于病程较长的桥本甲状腺炎,故称亚急性甲状腺炎。

(一)病理与临床表现

1.病理

在疾病早期阶段表现为滤泡上皮的变性和退化,以及胶质的流失。紧接着发生炎症反应,甚至形成小脓肿。继而甲状腺滤泡大量破坏,形成肉芽肿,周边有纤维组织细胞增生。病变后期异物巨细胞围绕滤泡破裂残留的类胶质,形成肉芽肿。病变进一步发展,炎性细胞减少,纤维组织增生,滤泡破坏处可见纤维瘢痕形成。

2.临床表现

起病急,临床发病初期表现为咽痛,常有乏力、全身不适、不同程度的发热等上呼吸道感染的表现,可有声音嘶哑及吞咽困难。甲状腺肿块和局部疼痛是特征性的临床表现。本病大多仅持续数周或数月,可自行缓解,但可复发,少数患者可迁延1~2年,大多数均能完全恢复。

(二)超声诊断

1.灰阶超声

(1)甲状腺病变区。①病变区大小及部位:疾病早期炎症细胞的浸润可使甲状腺内出现低回声区或偏低回声区;疾病进展过程中,部分低回声区可互相融合成片状,范围进一步扩大;而在疾病的恢复期或后期,由于淋巴细胞、巨噬细胞、浆细胞浸润,纤维组织细胞增生,使得病变区减小甚至消失。亚急性甲状腺炎的病变区一般位于甲状腺中上部腹侧近包膜处(图 4-9),故病情严重时常可累及颈前肌。②病变区边缘及边界:病变区大部分边缘不规则,表现为地图样或泼墨样(图 4-10),在疾病早期,病灶边界模糊,但病灶和颈前肌尚无明显粘连,嘱患者进行吞咽动作可发现甲状腺与颈前肌之间存在相对运动。随着病变发展,低回声区的边界可变得较为清晰(图 4-11),但在恢复期炎症逐步消退后,病灶可逐步缩小,和周围组织回声趋于一致。在疾病的发展过程中,由于炎症的进一步发展,炎性细胞可突破甲状腺的包膜侵犯颈前肌群,出现甲状腺与其接近的颈前肌之间间隙消失的现象,表现为不同于癌性粘连的弥散性轻度粘连(图 4-12)。嘱患者进行吞咽动作可发现颈前肌与甲状腺的相对运动消失。③病变区内部回声:疾病早期甲状腺实质内可出现单发或多发、散在的异常回声区,超声表现为回声明显低于正常甲状腺组织的区域,部分低回声区可相互融合形成低回声带。在疾病发展过程中甲状腺的低回声还可以出现不均质改变,即呈从外向内逐渐降低的表现(图 4-13)。部分病例的甲状腺甚至会出现疑似囊肿的低回声或无回声区(图 4-14)。

有研究者提出假性囊肿的出现可能与甲状腺的炎症、水肿以及由于炎症引起的小脓肿有关。

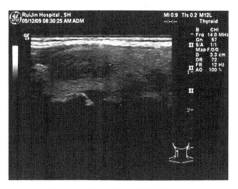

图 4-9 亚急性甲状腺炎(一)

灰阶超声显示病变位于甲状腺近包膜处

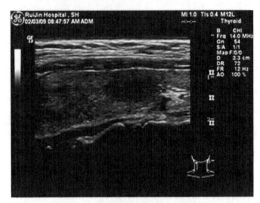

图 4-10　亚急性甲状腺炎(二)

灰阶超声显示边缘不规则,边界模糊,形态不规则

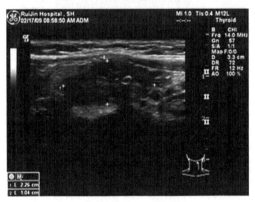

图 4-11　亚急性甲状腺炎(三)

灰阶超声显示边界清晰、锐利

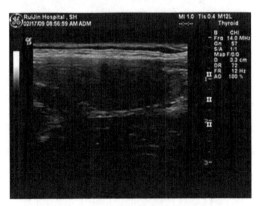

图 4-12　亚急性甲状腺炎(四)

灰阶超声显示甲状腺病灶和颈前肌群之间的间隙消失

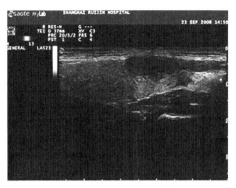

图 4-13 亚急性甲状腺炎(五)

灰阶超声显示甲状腺病灶从外向内回声逐渐降低

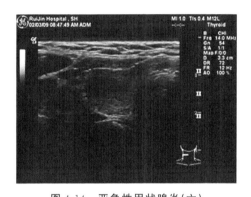

图 4-14 亚急性甲状腺炎(六)

灰阶超声显示甲状腺病灶内部回声极低,与颈动脉腔内回声水平几乎等同

随着病情的好转,纤维组织的增生使得甲状腺内部出现一定程度的纤维化增生,故超声可显示甲状腺内部回声增粗、分布不均,低回声区缩小甚至消失,恢复为正常甲状腺组织的中等回声。但也有部分亚急性甲状腺炎患者在疾病康复若干年后的超声复查中仍可探测到局灶性片状低回声区或无回声区,原因可能是亚急性甲状腺炎的后遗症,表明亚急性甲状腺炎康复患者的超声检查并非都表现为甲状腺的正常图像。另外坏死的甲状腺组织钙化可表现为局灶性强回声和后方衰减现象。

(2)甲状腺病变区外:对亚急性甲状腺炎患者的甲状腺大小,普遍认为呈对称性或非对称性肿大。有文献报道甲状腺的体积甚至可达原体积的两倍。这种肿大是由于早期大量滤泡的破坏、水肿、胶质释放引起甲状腺体积增大。疾病后期腺体体积明显回缩,可恢复至原来大小。病变外的甲状腺由于未受到炎症侵袭,故仍可表现为正常的甲状腺回声。

2.多普勒超声

疾病的急性期由于滤泡破坏,大量甲状腺素释放入血,出现 T_3、T_4 的增高,引起甲状腺功能亢进,彩色/能量多普勒显像时可探及病灶周边丰富血流信号,而病灶区域内常呈低血供或无血供,原因在于病灶区域的滤泡破坏了而正常甲状腺组织的滤泡未发生改变。在恢复期甲状腺功能减退时,因 T_3、T_4 降低,TSH 持续增高而刺激甲状腺组织增生,引起甲状腺腺内血流增加。

(三)鉴别诊断

亚急性甲状腺炎需要与甲状腺结节的急性出血、慢性淋巴细胞性甲状腺炎的急性发病、亚急性淋巴细胞性甲状腺炎及急性化脓性甲状腺炎鉴别。

三、桥本甲状腺炎

桥本甲状腺炎是自身抗体针对特异靶器官产生损害而导致的疾病,病理上呈甲状腺弥漫性淋巴细胞浸润,滤泡上皮细胞嗜酸性变,因这类疾病血中自身抗体明显升高,所以归属于自身免疫性甲状腺炎。

(一)病理与临床表现

1.病理

桥本甲状腺炎的病理改变以广泛淋巴细胞或浆细胞浸润,形成淋巴滤泡为主要特征,后期伴有部分甲状腺上皮细胞增生及不同程度的结缔组织浸润与纤维化,导致甲状腺功能减退。由于桥本甲状腺炎是一个长期的缓慢发展的过程,因此,随着病程不同,其淋巴细胞浸润程度、结缔组织浸润程度、纤维化程度都会有所变化。

2.临床表现

桥本甲状腺炎患者起病隐匿,初期大多没有自觉症状,早期病例的甲状腺功能尚能维持在正常范围内。当伴有甲状腺肿大时可有颈部不适感,极少数病例因腺体肿大明显而出现压迫症状,如呼吸或吞咽困难等。部分患者因抗体刺激导致的激素过量释放,可出现甲状腺功能亢进症状,但程度一般较轻。

(二)超声诊断

桥本甲状腺炎的超声表现较为复杂,均因淋巴细胞浸润范围、分布不同和纤维组织增生的程度不同而致声像图表现有所不同。桥本甲状腺炎合并其他疾病也很常见,经常需要与合并疾病鉴别。

1.灰阶超声

(1)形态和大小:典型的桥本甲状腺炎常累及整个甲状腺,腺体增大明显,呈弥散性非均匀性肿大,多为前后径增大,有时呈分叶状。病变侵及范围广泛,可伴有峡部明显增厚(图 4-15)。病程后期可出现萎缩性改变,即表现为甲状腺缩小,边界清楚,由于逐步的纤维化进程而出现回声不均(图 4-16)。

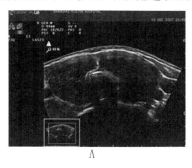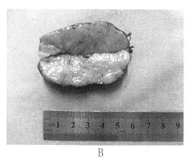

图 4-15　桥本甲状腺炎(一)

A.灰阶超声显示甲状腺呈弥散性非均匀增大,峡部增厚,内部回声减低,不均,但未见明显结节;B.手术标本切面示甲状腺质地较均匀,未见明显结节

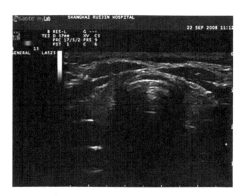

图 4-16　桥本甲状腺炎(二)

灰阶超声显示甲状腺呈弥散性萎缩

(2)内部回声:桥本甲状腺炎的腺体内部异常回声改变以低回声为主,其病理基础是腺体内弥散性炎性细胞(淋巴细胞为主)浸润,甲状腺滤泡破坏萎缩,淋巴滤泡大量增生,甚至形成生发中心。另一特征性超声改变是腺体内出现广泛分布条状高回声分隔,使腺体内呈不规则网格样改变。

有学者根据经验并结合文献,目前倾向于把桥本甲状腺炎分为 3 种类型,即弥散型、局限型和结节形成型。主要分型依据包括甲状腺内低回声的范围、分布以及结节形成状况。但在病程发展过程中各型图像互相转化,致各型难以区分。①弥散型:弥散型是桥本甲状腺炎最常见的类型,以腺体弥散性肿大伴淋巴细胞浸润的低回声图像为主。回声减低程度与 TSH 水平负相关,提示甲状腺滤泡萎缩及淋巴细胞浸润严重(图4-17)。桥本甲状腺炎病程中,甲状腺腺体弥散性病变时,可出现广泛分布的纤维组织增生,超声显示实质内出现线状高回声(图4-18)。增生的纤维组织可相互分隔,超声上腺体内见不规则网格样改变,是桥本甲状腺炎的特征性表现(图4-19)。其病理基础是小叶间隔不同程度的纤维组织增生,伴有玻璃样变,甲状腺滤泡大量消失。②局限型:局限型病理上表现为甲状腺局部区域淋巴细胞浸润,也可能是相对于其他区域甲状腺某一部分的淋巴细胞浸润较为严重,超声上表现为甲状腺局限性不均匀低回声区,形态不规则,呈"地图样"(图4-20)。如果两侧叶淋巴细胞浸润的程度不一,则可出现左右侧叶回声水平不一致的现象。局灶性浸润可能代表病情轻微,或是在疾病的早期阶段。③结节形成型:桥本甲状腺炎在发展过程中,由于甲状腺实质内纤维组织增生,将病变甲状腺分隔,形成结节。结节可呈单结节,但更多表现为多结节,明显者表现为双侧甲状腺可布满多个大小不等的结节样回声区,以低回声多见,结节可伴钙化或囊性变(图4-21、图4-22)。结节形成型桥本甲状腺炎结节外甲状腺组织仍呈弥散型或局限型改变,即甲状腺实质回声呈不均匀减低。

(3)边界。①腺体的边界:桥本甲状腺炎包括局灶性病变和累及整个腺体的弥散性改变,但病变局限于腺体内,甲状腺边缘不规则,边界清晰。这一点与同是局灶性或弥散性低回声表现的慢性侵袭性(纤维性)甲状腺炎有很大区别,后者往往突破包膜呈浸润性生长,与周围组织分界不清。②腺体内异常回声的边界:如上所述,典型的桥本甲状腺炎表现为腺体内广泛减低回声区,呈斑片状或小结节状居多。病理上这类病变并没有真正的包膜,而是以淋巴细胞为主的浸润性分布,因此,不一定有清晰的边界。局灶性病变如果表现为边界欠清的低回声灶,仅凭形态学观察很难与恶性病变鉴别。

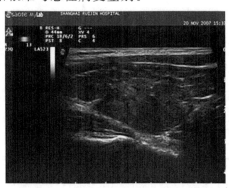

图4-17 桥本甲状腺炎,弥散型(一)

灰阶超声显示甲状腺回声弥散性减低,与颈前肌群回声相仿

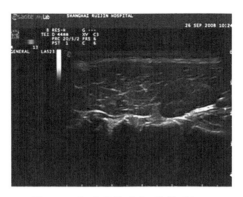

图 4-18 桥本甲状腺炎,弥散型(二)

灰阶超声显示甲状腺回声弥散性减低,内见散在大量线状高回声

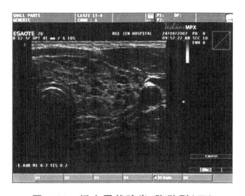

图 4-19 桥本甲状腺炎,弥散型(三)

灰阶超声显示甲状腺实质呈不规则网格状结构

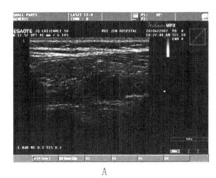

A

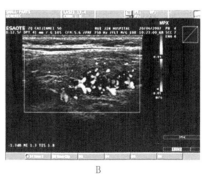

B

图 4-20 桥本甲状腺炎,局限型

A.灰阶超声显示甲状腺下极实质内不规则低回声区;B.多普勒显示上述低回

声区血供明显增多,甲状腺其余区域血供基本正常

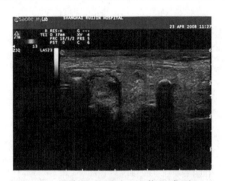

图 4-21　桥本甲状腺炎,结节形成型(一)

灰阶超声显示甲状腺内两个结节,下极结节可见环状钙化

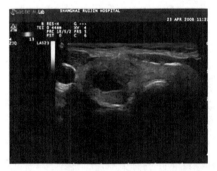

图 4-22　桥本甲状腺炎,结节形成型(二)

灰阶超声显示甲状腺结节,内伴囊性变

　　然而,纤维组织增生是桥本甲状腺炎常见的病理变化,是甲状腺滤泡萎缩、结构破坏以后的修复反应而形成的。由于广泛的高回声纤维条索(或者说是纤维分隔)形成,使腺体实质呈现网状结构,同时构成了低回声"结节"的清晰边界。

　　2.多普勒超声

　　(1)彩色/能量多普勒:桥本甲状腺炎的腺体实质内血流信号表现各异,多呈轻或中等程度增多,部分患者血供呈明显增多,但也可以是正常范围,如果甲状腺伴有明显纤维化,则血供甚至减少。病程早期可合并甲状腺功能亢进表现,甲状腺弥散性对称性肿大,腺体内部血流信号明显增多。这和甲状腺功能亢进时出现的甲状腺"火海"没有明显区别,但是其血流速度较慢,无论是在治疗前还是在治疗后。流速增加的程度一般低于原发性甲状腺功能亢进。腺体血流丰富程度与甲状腺的治疗状况(如自身抗体水平)及功能状态(血清激素水平)无关,与TSH及甲状腺大小正相关。后期则呈现甲状腺功能减退表现,甲状腺萎缩后血流信号可减少甚至完全消失。在局灶性病变时,结节的血供模式多变,可以是结节的边缘和中央皆见血流信号,也可以是以边缘血流信号为主。

(2)频谱多普勒:血流多为平坦、持续的静脉血流和低阻抗的动脉血流频谱,伴甲状腺功能亢进时流速偏高,随着病程发展、腺体组织破坏而流速逐渐减慢,伴甲状腺功能减退时更低,但收缩期峰值流速仍高于正常人。甲状腺动脉的流速明显低于甲状腺功能亢进为其特点,有学者报道甲状腺下动脉的峰值血流速度在甲状腺功能亢进患者中常超过150 cm/s,而在桥本甲状腺炎患者中通常不超过 65 cm/s。

也有研究观察到自身免疫性甲状腺炎的甲状腺上动脉 RI 显著增高,对本病的诊断有意义,并可能有助于判断甲状腺功能减退的预后,但尚未有定论。

(三)鉴别诊断

1.结节性甲状腺肿

少数慢性淋巴细胞性甲状腺炎患者可出现样变,甚至有多个结节产生。但结节性甲状腺肿患者的甲状腺自身抗体滴度减低或正常,甲状腺功能通常正常,临床少见甲状腺功能减退。

2.Graves 病

肿大的甲状腺质地通常较软,抗甲状腺抗体滴度较低,但也有滴度高者,两者较难区别,如果血清 TRAb 阳性,或伴有甲状腺相关性眼病,或伴有胫前黏液性水肿,对诊断 Graves 病十分有利,必要时可行细针穿刺细胞学检查。

3.甲状腺恶性肿瘤

慢性淋巴细胞性甲状腺炎可合并甲状腺恶性肿瘤,如甲状腺乳头状癌和淋巴瘤。慢性淋巴细胞性甲状腺炎出现结节样变时,如结节孤立、质地较硬时,难与甲状腺癌鉴别,应检测抗甲状腺抗体,甲状腺癌病例的抗体滴度一般正常,甲状腺功能也正常。如临床难以诊断,应做甲状腺细针穿刺细胞学检查或手术切除活检以明确诊断。

4.慢性纤维性甲状腺炎

慢性纤维性甲状腺炎又称为木样甲状腺炎。病变常超出甲状腺范围,侵袭周围组织,产生邻近器官的压迫症状,如吞咽困难、呼吸困难、声嘶等。甲状腺轮廓可正常,质硬如石,不痛,与皮肤粘连,不随吞咽活动,周围淋巴结不大。甲状腺功能通常正常,甲状腺组织完全被纤维组织取代后可出现甲状腺功能减退,并伴有其他部位纤维化,抗甲状腺抗体滴度降低或正常。可行超声内镜引导下细针穿刺活检术和甲状腺组织活检术。

四、慢性纤维性甲状腺炎

慢性纤维性甲状腺炎是一种少见的甲状腺慢性炎性疾病。它是甲状腺的炎性纤维组织增生病变,病变组织替代了正常甲状腺组织,并且常穿透甲状腺包膜向周围组织侵犯。早在1883年由Bernhard Riedel首先描述并于1896年详细报道了两例该病,因此得名Riedel甲状腺炎。

(一)病理与临床表现

1.病理

病灶切面灰白色,与周围组织广泛粘连,触之坚硬如木,甚至硬如石块,故又称木样甲状腺炎。甲状腺滤泡萎缩或破坏,被广泛玻璃样变的纤维组织替代,同时浸润到包膜外甚至与邻近骨骼肌粘连。纤维化结节主要由淋巴细胞、胚芽中心、浆细胞、嗜酸性转化的滤泡上皮细胞构成,无巨细胞存在,有时可见成纤维细胞和小血管。Riedel甲状腺炎的纤维变性区域还有一种比较特征性的改变,即大小静脉血管常有炎性表现,随着病变发展逐渐呈浸润、栓塞甚至硬化表现,管腔逐渐消失。

2.临床表现

Riedel甲状腺炎可以没有自觉症状,多数患者因发生炎性甲状腺肿、颈前质硬肿块,或肿大明显造成压迫症状而就诊,如窒息感、呼吸困难(压迫气管)、吞咽困难(压迫食管)、声音嘶哑(侵犯喉返神经)等,甚至可由于小血管阻塞性炎症导致无菌性脓肿形成。

由于Riedel甲状腺炎常伴有全身性多灶纤维病变,因此,同时具有伴发部位症状。临床可触及坚硬的甲状腺,如有结节则位置固定,边界不清,通常无压痛。

(二)超声诊断

1.灰阶超声

(1)形态和大小:由于Riedel甲状腺炎有类似恶性的侵袭性生长特性,病变腺体往往体积明显增大,不但前后径和左右径增大,更由于突破包膜的浸润性生长而呈各种形态。甲状腺肿大可对周围器官产生压迫,如气管、食管等,但压迫症状与肿大的程度不成比例。

(2)边界:病变腺体轮廓模糊,表面不光滑。如为局灶性病变,则界限不清。病变通常突破甲状腺包膜向周围组织侵袭性生长,最常侵犯周围肌肉组织,以及气管、食管等,并进一步产生相应的压迫症状。

(3)内部回声:Riedel甲状腺炎病变区域回声明显减低,不均匀,或间以网格状中等回声。但低回声不能作为 Riedel 甲状腺炎的特征性表现,因为其他甲状腺炎性疾病普遍呈减低回声表现,与淋巴细胞的出现有关。因此,仅凭腺体内部回声水平也很难将它与其他甲状腺炎症鉴别。

(4)其他:由于病变腺体的纤维化改变,常导致结节性病灶形成。结节性表现伴类似恶性的浸润表现,与恶性肿瘤难以鉴别。但 Riedel 甲状腺炎虽然病灶肿块体积巨大,却没有明确的淋巴结病变,而恶性肿瘤常伴有淋巴结累及,这一点有所区别。

2.多普勒超声

彩色多普勒成像显示病变部分实质内血流信号稀少,甚至完全没有血供。主要原因是大量纤维组织完全替代了正常腺体组织。

由于 Riedel 甲状腺炎血供稀少甚至没有血供,且病变范围广泛、呈侵袭性生长并浸润周围组织,正常解剖结构完全破坏。因此,频谱多普勒超声鲜有报道,无明显特异表现。

(三)鉴别诊断

1.甲状腺癌

甲状腺癌压迫症状出现较晚,并且和癌肿大小有关,常有颈部淋巴结肿大,但最后仍需病理检查后才能明确诊断。

2.亚急性甲状腺炎

病变常为双侧性,甲状腺明显触痛、压痛,腺外组织无粘连,且能自愈。

3.慢性淋巴细胞性甲状腺炎

只限于甲状腺肿大,不向周围组织侵犯,有甲状腺功能减退的趋势,TGAb、TMAb 常呈阳性。

第二节　甲状腺癌

一、病理与临床表现

甲状腺癌的病理分类主要有乳头状癌、滤泡癌、未分化癌、髓样癌 4 种。

(一)乳头状癌

乳头状癌最常见,约占 60%。大多为单发,但也可多发或多中心发生。乳头状癌好发于 30～40 岁的女性,恶性程度较低,预后较好。

(二)滤泡癌

滤泡癌好发于 50 岁左右的中年人,中度恶性,早期易发生血道转移。

(三)未分化癌

未分化癌多见于 70 岁左右的老年人,高度恶性,预后很差。

(四)髓样癌

髓样癌是由滤泡旁细胞(即 C 细胞)发生的恶性肿瘤,好发年龄为 40～60 岁,预后不如乳头状癌,但较未分化癌好。

二、超声诊断

(1)癌结节直径大多为 1.5～3.0 cm,甚至更大,直径<1.0 cm 者属微小癌。较小的形态尚规则、呈圆形或椭圆形;较大者则不规则、分叶状或伴成角;边界不清晰,呈锯齿状或浸润状。

(2)内部为实性,呈较低回声,囊性变较少;多伴点状、细小斑状或簇状强回声,这种微小钙化灶是甲状腺癌,尤其是乳头状癌的特征性表现;后方常见声衰减。

(3)较大病灶内部血流较多。

(4)可侵犯腺体外组织,如侵犯颈前带状肌、喉返神经,后者导致声音嘶哑。颈部深浅淋巴结增大(提示转移)较多见。

(5)乳头状癌、滤泡癌和髓样癌三者在声像图上表现类似,未分化癌则瘤灶较大,边界更不清楚,明显浸润状,往往扩展到腺体外。

三、鉴别诊断

主要涉及甲状腺良、恶性结节,即甲状腺癌、甲状腺腺瘤及结甲结节之间的鉴别诊断,见表 4-1。

表 4-1　甲状腺良、恶性结节的超声鉴别诊断

鉴别项目	甲状腺癌	甲状腺腺瘤	结甲结节
低回声	多见、较厚、不规则	多见、较窄、更整、规则	更清楚、小、不规则
内部回声	较低	较高	较高
内部强回声	多见、较细整	见、较粗大	伴彗星尾征
后方回声	减低或声影、不规则	无改变或增强	无改变或增强
形态	不规则、分叶状	圆形或椭圆形	圆形或椭圆形

续表

鉴别项目	甲状腺癌	甲状腺腺瘤	结甲结节
边界	不清楚、锯齿状、浸润状	清楚、光滑	清楚或稍欠具体
血流	内部较多	周边较多	周边血流
外侵	可见	无	无
实性感	强	弱	弱

第三节 甲状旁腺疾病

一、甲状旁腺增生

甲状旁腺增生根据病因可分为原发性和继发性增生。前者是指在没有外界刺激下,病因不明的甲状旁腺增生,常伴有功能亢进。后者是指在外界因素刺激下导致的腺体增生。

(一)病理与临床表现

1.病理

原发性甲状旁腺功能亢进(原发性甲旁亢)中,甲状旁腺增生所致者占 $10\%\sim30\%$。通常为多个腺体增生肥大,但增生肥大的程度可以不一致,常以一个或两个腺体为明显。甲状旁腺增生根据病理表现分为两型,即主细胞型和亮细胞型。亮细胞实际上为胞质内富有过量糖原的主细胞。主细胞型增生较亮细胞型增生多见,表现为所有的腺体均增大,其中下甲状旁腺的增大程度常较上甲状旁腺明显。亮细胞型增生少见,但腺体增大的程度要更为明显,且通常上甲状旁腺的增大程度要超过下甲状旁腺。组织学检查,增大腺体内的主细胞或亮细胞数量明显增多,呈弥散性分布,间质和细胞内的脂肪量增加,病变与正常甲状旁腺组织间呈移行状态,无明确分界,小叶结构仍保持。

2.临床表现

原发性甲状旁腺增生与腺瘤引起的甲旁亢表现类似,而肾结石较腺瘤患者常见,血钙水平没有腺瘤患者高。继发性甲状旁腺增生在原有疾病的基础上出现甲旁亢的一系列症状,与原发性甲旁亢不同的是,其血钙水平低于正常。

（二）超声诊断

1.灰阶超声

（1）大小与形态：随着仪器分辨力的提高，目前已经可显示直径＞5 mm的正常或轻度增大的腺体。而对于有经验的操作者，有时也能发现直径＜5 mm的腺体。声像图上，腺体增大呈圆形、椭圆形、梭形或者扁平，以圆形多见，肿块较大时形态趋向于管状。

（2）边界与部位：增生腺体边界光滑，与甲状腺之间可见高回声包膜形成的分界面，这是提示增生结节来源于甲状旁腺的一个有力证据。主细胞型增生通常位于下甲状旁腺，而透明细胞型则位于上甲状旁腺，临床上以前者为主。

（3）回声性质：正常和增生的甲状旁腺主细胞在细胞内脂肪及细胞间质脂肪含量上差别较明显。功能亢进的甲状旁腺主细胞内脂肪小滴明显减少，腺体间质内脂肪细胞也较正常腺体显著减少。通常细胞内脂肪小滴和细胞外间质脂肪细胞超声图像表现为回声增强，据此判断正常甲状旁腺腺体回声应该强于功能亢进的甲状旁腺，但事实上两者都表现为类似的低回声。此外，弥散性与结节性增生的内部回声也有区别。前者表现为均质低回声，而后者内部回声多变，早期的结节表现为增大的低回声腺体内有等回声结节，之后结节增多，最终整个腺体被结节占据。由于继发性甲旁亢腺体增生通常是缓慢的，和缺血有关的退行性变多见于体积较大的结节性增生，例如坏死、囊性变和钙化，因此，腺体内可出现无回声、强回声等。

另一些研究发现继发性甲状旁腺增生直径＞10 mm时，腺体内可出现强回声，多数呈圆环形，少数表现为弥散分布的点状强回声，这可能是由于继发性甲旁亢引发血钙增高，钙随血液灌注进入甲状旁腺并游离出血管进入细胞间质内沉积所致。

2.多普勒超声

组织学提示重量＞0.5 g的腺体通常为结节性增生，因此，之前超声对弥散性与结节性增生的鉴别主要依靠腺体的体积，但是实际上一些重量＜0.5 g的腺体也可能是结节性增生。近年来，一些研究发现对于弥散性增生和结节性增生腺体，两者血流显像也有差别。

（三）鉴别诊断

原发性甲旁亢患者在各种影像技术检查时，若发现甲状腺区有结节性或肿块影，除需考虑常见的甲状旁腺腺瘤外，也应想到甲状旁腺增生的可能性，然而仅据影像学表现,两者难以鉴别。即使影像学检查发现甲状旁腺多腺体的肿块,也不能鉴别是增生所致的多腺体增大,抑或是多发性甲状旁腺腺瘤。

二、甲状旁腺腺瘤

甲状旁腺腺瘤是一种良性的神经内分泌肿瘤,原发性甲旁亢 80% 以上是由于甲状旁腺腺瘤过多分泌甲状旁腺激素引起的。

(一)病理与临床表现

1.病理

甲状旁腺腺瘤是原发性甲旁亢最常见的原因,通常为孤立性,偶可为 2~3 个腺瘤。诊断时,腺瘤多已较大,80% 腺瘤的重量超过 500 mg,大小可为 1 cm 至数厘米。腺瘤组织学诊断的依据是肿瘤有完整的包膜,瘤内极少有脂肪组织,无分叶状表现,病变与周围残存的甲状旁腺组织有明确的分界,后者常呈薄环状围绕在腺瘤的周围,也可无此薄环状结构。

2.临床表现

临床表现涉及多系统,因此症状多样。功能性腺瘤中以肾并发症为主要症状的占 70%,以骨骼系统症状为主的占 10%,以肾及骨骼系统症状为主的占 20%。

肾并发症是最严重的临床特征,30% 的患者临床表现与肾结石有关,5%~10% 的患者可以出现肾钙沉着症,85% 的原发性甲旁亢患者会有肾功能的异常。在骨骼方面,表现为全身囊状纤维性骨炎,这也是影像诊断甲旁亢的特征性表现。在消化系统方面,可有胃纳不振、便秘、腹胀、恶心及呕吐等症状。高血钙可导致患者精神或心理上的改变,如忧郁、焦虑甚至昏迷。腺瘤发生出血较少见,表现为患侧颈部疼痛肿大,出血量大时还可出现压迫症状甚至窒息。

(二)超声诊断

1.灰阶超声

(1)大小与形态:通常呈卵圆形,肿块长大后,常呈长椭圆形,其长轴往往与颈部长轴平行。也有报道腺瘤呈长方形、三角锥形及泪珠形等。腺瘤大小不等,小腺瘤最大径在 1 cm,最小的腺瘤可表现为极微小的甲状旁腺肿大,以致在外科手术时腺体外观无异常,但在病理学检查时有异常发现。大腺瘤(最大径在 1 cm 或以上为大腺瘤)可呈分叶状或不规则形,较大的腺瘤可呈管状,纵径超过 4~5 cm。滤泡性腺瘤大小常与血钙水平有关,血钙水平为 0.6~0.7 mmol/L 时,则腺体一般不大于 1.5 cm;血钙水平高于 0.7 mmol/L 时,则腺体可大于1.5 cm。

(2)边界与部位:由于甲状旁腺腺瘤有包膜,因此,灰阶声像图上腺瘤边界清楚,边缘规则,与甲状腺之间有一完整菲薄的高回声界面,此即包膜回声。腺瘤发生以下甲状旁腺较多,位于甲状腺下极后下方,而上甲状旁腺腺瘤则一般位于甲状腺中部的后方。

(3)回声性质:由于腺瘤内为较单一的细胞增生,声学界面较少,与甲状腺相比以实性偏低回声为主,回声均匀。较大的瘤体(2%)内可伴出血、坏死、囊性变而出现部分无回声,极少数病例可表现为完全呈囊性的腺瘤。偶尔,特别是甲状旁腺腺瘤直径>2 cm 时,由于瘤体内大量纤维条索形成而呈高回声,且回声不均,并不表现为常见的均质性低回声。这些不典型表现可被误认为颈部淋巴结,而当肿块的回声水平和甲状腺实质回声相似时,将增加诊断的难度。

(4)其他:腺瘤质地可非常柔软,实时超声下可见瘤实质在压力下有波动感。如果临床有充分证据表明甲状旁腺功能异常,而常规超声检查无异常发现,则须逐步加压扫查。加压后扫查可以使腺瘤的显示更加明确,27%的小腺瘤可因此得到明确诊断。

2.多普勒超声

由于甲状旁腺为无导管腺体,腺瘤内部有丰富的毛细血管网,当腺瘤发生时,组织代谢活跃,血供增加,超声检查时须特别注意彩色多普勒血流成像的应用。当甲状旁腺直径>1 cm,彩色或能量多普勒超声可显示病变内的血流。同时患侧血供增加可导致该侧神经血管束增粗,对增粗的一侧仔细检查,有助于发现较小的腺瘤。值得注意的是,当腺瘤发生出血或梗死时,瘤体内血流可减少甚至消失。甲状旁腺腺瘤不但呈高血供,且悬于一血管蒂上,该血管蒂即位于甲状腺外、从甲状腺下动脉的分支发出的滋养动脉,被包裹于脂肪组织内。

根据上述的甲状旁腺腺瘤血供特征,在彩色多普勒血流成像上腺瘤有以下特点。

(1)扩张的甲状腺外滋养动脉:研究发现,无论肿瘤的大小,在能量多普勒上皆可显示该滋养动脉。有时,在灰阶超声尚不能分辨的小腺瘤,其增粗的滋养动脉已经可见。明显扩张的滋养动脉有助于定位甲状旁腺腺瘤,可将超声检测的敏感性从 73%提高到 88%。

(2)极性血供:甲状旁腺腺瘤的滋养动脉特征性地从腺瘤的长轴一极供应腺瘤。据 Lane 等报道,极性血供可见于所有的腺瘤,且与肿块大小无关。但在实际工作中,极性血供的显示率并没有如此之高。

（3）边缘型血供：当滋养动脉进入腺瘤后，沿瘤体边缘呈树枝状分支，而后分出更细的分支进入肿瘤深部。几乎所有的腺瘤皆可见这一血供模式。

许多腺瘤可见明显的血管环或血管弧，发自甲状腺下动脉分支的血管在肿块边缘部位呈 $90°\sim270°$ 弧形包绕肿块，据认为这是甲状旁腺腺瘤特征性的表现。但是肿块周围血管弧也可见于甲状腺腺瘤，所以除非甲状旁腺和甲状腺有明显的分界，否则血管弧对诊断甲状旁腺腺瘤的价值有限。

由于腺瘤内存在丰富的毛细血管网，相当于存在动静脉短路，腺瘤内舒张期血流速度较快，呈低阻抗型，动脉峰值流速为 $15\sim35$ cm/s，很少超过 40 cm/s。流速与甲状旁腺功能无明显关系。

由甲状腺下动脉供血的甲状旁腺腺瘤，其同侧的甲状腺下动脉的峰值血流速度明显增高。如果腺瘤由甲状腺上动脉供血，则该侧的甲状腺上动脉峰值血流速度也明显增高。相反，腺瘤对侧的甲状腺上、下动脉的峰值血流速度无明显改变。如果腺瘤位于下甲状旁腺，则该侧的甲状腺上动脉峰值血流速度也无明显改变。如发现甲状腺下动脉血流速度增加可提示同侧甲状旁腺腺瘤，而甲状腺上动脉流速的测量有助于判断腺瘤是发生在上甲状旁腺还是下甲状旁腺。以 40 cm/s 作为上述血管血流速度的界值，诊断的准确率达86.6%，敏感性达96.5%，特异性达83.1%。但对于异位的腺瘤，由于其不是由甲状腺动脉供血，故这种方法的作用受到限制。另外，甲状腺疾病也可导致甲状腺动脉血流速度的增加，这也限制了这种方法的应用。

（三）鉴别诊断

1.甲状旁腺增生

甲状旁腺增生常为多个腺体同时增生，但增生程度多不一致。因为其体积常较腺瘤小，CT 和 MRI 检出率明显低于腺瘤。但当某一腺体明显增生形成较大结节时，其表现类似于腺瘤，两者鉴别困难。慢性肾功能不全患者继发甲旁亢，颈部横截面增强 CT 示双侧甲状旁腺增大，密度均匀，强化程度略低于甲状腺。甲状腺峡部低密度结节，为结节性甲状腺肿。

2.甲状旁腺腺癌

患者血钙和 PTH 水平均异常显著升高，腺癌体积通常较大，可发生坏死和出血，其特点是易发生钙化，钙化率达 25%，而 CT 对发现钙化较为敏感。甲状旁腺癌与体积较大的腺瘤较难鉴别，尤其是前者未检出钙化时，但若发现颈部淋巴结转移和（或）远隔脏器转移（常见肺转移，其次为肝、骨和脑转移），或短期内病灶明显增大，则是甲状旁腺癌诊断的有利依据。

3.甲状旁腺区域的增大淋巴结

多数腺瘤于增强早期明显强化,而淋巴结常常为轻至中度强化;应用多层螺旋CT检查,如显示甲状腺下动脉有细小分支供应病变,则提示病变来自甲状旁腺。

第四节 乳腺增生性病变

乳腺增生病是女性最常见的乳房疾病,在临床上约有 50% 的妇女有乳腺增生的表现,多见于 20～50 岁的妇女;其基本病理表现为乳腺上皮和纤维组织增生,乳腺组织导管和乳腺小叶在结构上的退行性病变及进行性结缔组织生长的非炎症、非肿瘤性病变;其发病原因主要是内分泌激素失调。

由于乳腺增生病的组织形态复杂,所以其组织学分类方法也多种多样。如有学者依乳腺结构在数量和形态上的异常将其分为乳腺组织增生、乳腺腺病(又分为小叶增生期、纤维腺病期及纤维化期)、乳腺囊肿病三类;也有的学者依乳腺增生的基本组织改变将其分为小叶增生、纤维化、炎性、囊肿、上皮增生、腺病6 种类型。也正是由于其组织形态学上的复杂性,所以才造成了本病命名上的混乱,目前最多见的病理分类为乳腺小叶增生、乳腺囊性增生病、乳腺腺病等。

乳腺增生病按导管上皮增生的形态可将其分为 4 级。①Ⅰ级:不伴有导管上皮增生,此级发生率为 70%;②Ⅱ级:伴有导管上皮增生,但上皮细胞不呈异型性,其发生率为 20%;③Ⅲa 级:伴有导管上皮增生,上皮细胞呈轻度异型性,发生率为 5%;④Ⅲb 级:伴有导管上皮增生,上皮细胞呈重度异型性,发生率为5%,此级恶变率最高,可能恶变率为 75%～100%。

乳腺增生性病变除上述乳腺增生病外,还包括乳腺纤维硬化病和放射状瘢痕等。

一、乳腺囊性增生病

(一)临床概述

乳腺囊性增生病是乳腺增生病中的一种,又名乳腺结构不良症、纤维囊性乳腺病等;多发生于30～50 岁的妇女,占乳腺专科门诊患者的 50%～70%。发病原因与卵巢功能失调有关,主要是黄体素与雌激素比例失调,即黄体素分泌减少、雌激素相对增加,雌激素刺激了乳管上皮增生,促使导管形成囊肿。临床表现为乳腺内肿块,一侧或两侧乳腺,单发或多发,边界可清楚或不清楚,可有乳房疼痛,且与月经周期关系不密切,患者在忧虑、心情不畅时,肿块变大变硬,疼痛加重;月经来潮后或情绪好转后,肿块变软变小。乳腺可有黄绿色、棕色或淡血性乳头溢液。

该病是女性乳腺常见的一类非肿瘤、非炎症性疾病,包括了病因和临床经过均不相同的多种病变。病理改变除了有乳管上皮及腺泡上皮增生,乳腺中、小导管或末梢导管上皮不同程度的增生和乳腺导管管腔不同程度的扩张,还常伴发结缔组织改变的多种形态变化的综合病变。

囊性增生病与乳腺癌的关系尚不明确。流行病学研究提示囊性增生病患者以后发生乳腺癌的机会为正常人群的 2～4 倍。囊性增生病本身是否会恶变与其导管上皮增生程度有关。单纯性的囊性增生病很少有恶变,如果伴有上皮不典型增生,特别是重度者,则恶变的可能较大,属于癌前期病变。

(二)超声表现

囊性增生病的声像图特点具有多样性。

(1)腺体回声增强,结构紊乱,腺体内散在分布多个囊性肿块,可为圆形、椭圆形、长条形,内部回声可为无回声、中等回声、混合回声等,囊壁上可有乳头状突起(图 4-23～4-24)。囊壁上有乳头状突起的常被认为是癌前病变,应注意观察或取病理活检。

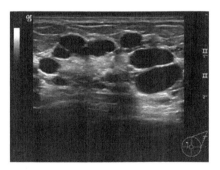

图 4-23 乳腺囊性增生病(一)

腺体内多个囊肿,囊肿内呈无回声,后方回声增强

(2)多发性囊肿与实质性低回声小肿块并存,应与纤维腺病鉴别。

(3)极少数囊性增生病表现为实质低回声肿块,边界不清,形态不规则(图 4-25),甚至可见钙化点。上述表现应注意与乳腺癌鉴别,超声检查需注意肿块内有无血流及高阻频谱改变,观察腋窝有无肿大的淋巴结等;声像图上不能鉴别时建议做病理活检。

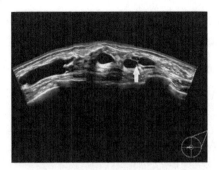

图 4-24　乳腺囊性增生病（二）

腺体内囊肿内呈无回声,箭头指示部分囊壁可见点状突起

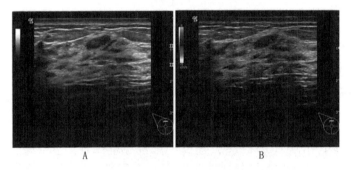

　　　　　　A　　　　　　　　　　　　　　　B

图 4-25　乳腺囊性增生病（三）

A.乳腺实质低回声结节,边界不清,形态不规则;B.彩色多普勒血流成像示肿块

内及其周边未见明显彩色血流信号。病理:乳腺囊性增生病

　　(4)表现为实质低回声肿块的囊性增生病,85%的肿块内部无明显血流信号,少数肿块内可见少量血流信号,极少数肿块内可测得低速、高阻血流信号。

　　(5)本病常与其他乳腺疾病并发(图 4-26)。

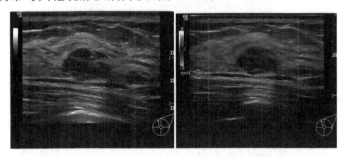

图 4-26　乳腺囊性增生病并导管内乳头状瘤形成

乳腺内实质低回声结节,边界不清,形态不规则,彩色多普勒血流成像示结节内未见明显彩色血流信号。术后病理提示为乳腺囊性增生病并导管内乳头状瘤形成

(三)鉴别诊断及比较影像分析

乳腺囊性增生病最需要鉴别的就是单纯性乳腺上皮增生病,临床上最易混淆。单纯性乳腺上皮增生病妇女年龄在 25 岁左右,突出的症状是乳腺的间歇性疼痛,疼痛具有明显的周期性,一般在月经前开始加重,乳腺腺体也随之肿胀,而在月经来潮过后即减轻或消失。

本病囊壁上有乳头状突起时应与导管内乳头状瘤鉴别。

乳腺囊性增生病患者若临床表现不典型或没有明显的经前乳房胀痛,仅表现为乳房肿块者,特别是单侧单个、质硬的肿块,应与乳腺纤维腺瘤及乳腺癌鉴别。

1.与乳腺纤维腺瘤鉴别

两者均可见到乳房肿块,单发或多发,质地韧实。乳腺囊性增生病的乳房肿块大多为双侧多发,肿块大小不一,呈结节状、片块状或颗粒状,质地一般较软,亦可呈硬韧,偶有单侧单发者,但多伴有经前乳房胀痛,触之亦感疼痛,且乳房肿块的大小、性状可随月经而发生周期性的变化,发病年龄以中青年为多。乳腺纤维腺瘤的乳房肿块大多为单侧单发,肿块多为圆形或卵圆形,边界清楚,活动度大,质地一般韧实,亦有多发者,但一般无乳房胀痛,或仅有轻度经期乳房不适感,无触痛,乳房肿块的大小、性状不因月经周期而发生变化,患者年龄多在 30 岁以下,以 20～25 岁最多见。乳腺囊性增生病与乳腺纤维腺瘤的彩色多普勒超声也有所不同,乳腺增生结节常无血流信号,而乳腺纤维腺瘤肿块内可有较丰富、低阻力血流信号。此外,在乳房的钼靶 X 线片上,乳腺纤维腺瘤常表现为圆形或卵圆形密度均匀的阴影及其特有的环形透明晕,亦可作为鉴别诊断的一个重要依据。

2.与乳腺癌鉴别

两者均可见到乳房肿块。但乳腺囊性增生病的乳房肿块质地一般较软,或中等硬度,肿块多为双侧多发,大小不一,可为结节状、片块状或颗粒状,活动,与皮肤及周围组织无粘连,肿块的大小性状常随月经周期及情绪变化而发生变化,且肿块生长缓慢,好发于中青年女性;乳腺癌的乳房肿块质地一般较硬,有的坚硬如石,肿块大多为单侧单发,肿块可呈圆形、卵圆形或不规则形,可长到很大,活动度差,易与皮肤及周围组织发生粘连,肿块与月经周期及情绪变化无关,可在短时间内迅速增大,好发于中老年女性。乳腺增生结节彩色多普勒一般无血供,而乳腺癌常血供丰富,呈高阻力型血流频谱。此外,在乳房的钼靶 X 线片上,乳腺癌常表现为肿块影、细小钙化点、异常血管影及毛刺等,也可以帮助诊断。最终诊断需以组织病理检查结果为准。

二、乳腺腺病

(一)临床概述

乳腺腺病属于乳腺增生病,本病占全部乳腺疾病的 2%。乳腺腺病是乳腺小叶内末梢导管或腺泡数目增多伴小叶内间质纤维组织增生而形成的一种良性增生性病变,可单独发生,亦可与囊性增生病伴发;与囊性增生病一样均在乳腺小叶增生的基础上发生。

乳腺腺病多见于 30～40 岁女性,发生病因不明确,一般认为与卵巢内分泌紊乱有关,即孕激素减少、雌激素水平过高,或两者比例失调,作用于乳腺组织使其增生而形成,可与乳腺其他上皮性肿瘤混合存在。临床表现常有乳腺局限性肿块或与月经周期相关的乳房疼痛等。

依其不同的发展阶段,病理可分为两期:①腺泡型腺病期,即腺病的早期阶段,乳腺小叶内末梢导管数目明显增多,乳腺小叶扩大、融合成片,边界模糊。末梢导管上皮细胞可正常或增生,但排列规则,无异型,肌上皮存在。乳腺小叶内间质纤维组织增生,失去原有疏松状态。增生的纤维组织围绕末梢导管分布。②纤维化期(硬化性腺病),是腺病的晚期表现,一般是由上期发展而来;间质内纤维组织过度增生,管泡萎缩以致消失,小叶体积缩小,甚至轮廓消失,残留少量萎缩的导管,纤维组织可围绕萎缩的导管形成瘤样肿块。WHO 乳腺肿瘤组织学分类中将乳腺腺病分为硬化腺病、大汗腺腺病、盲管腺病、微腺病及腺肌上皮腺病 5 型。

(二)超声表现

乳腺腺病的声像图依其不同的病理阶段各异,超声表现为:①发病早期通常表现为低回声,边界不规则、与周围正常高回声的乳腺组织界限分明,无包膜。随着纤维组织不断增生及硬化,回声逐渐增强,此时与周围乳腺组织的界限多欠清晰,如有纤维组织的围绕可致边界逐渐清晰,甚或形成有包膜样回声的椭圆形肿块,类似乳腺纤维腺瘤声像图,少数病例后期可形成钙化。②肿块体积通常较小,随着病理分期的进展并无明显增大,直径<2 cm。③肿块后方回声可有轻度增强。④单发或多发。⑤肿块纵横比<1。⑥肿块好发于乳腺的外上象限。⑦彩色多普勒血流成像:结节内常无血流信号。见图 4-27～4-28。

(三)鉴别诊断及比较影像分析

该部分病例由于病变较大,X 线及二维超声缺乏特异性表现,该病主要应与乳腺癌做鉴别,特别是硬化性腺病型,乳腺出现质硬、边缘不清的无痛性肿块时容易误诊为乳腺癌,彩色多普勒及超声弹性成像在鉴别诊断中具有一定的价值。但与纤维腺瘤、叶状瘤、特殊类型乳腺癌(如髓样癌、黏液腺癌)等鉴别诊断存在较大困难,特别是上述疾病肿块内无明显彩色血流信号显示且弹性系数与上述疾病相近时,诊断更加困难。对于难以鉴别的结节,组织病理学活检是必要的检查和鉴别手段。

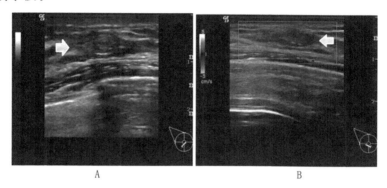

图 4-27 乳腺腺病

乳腺内低回声结节(A 指示部分),边界不规则,与周围组织界限分明,无包膜,肿块后方回声增强。彩色多普勒血流成像其内及其周边未见明显彩色血流信号

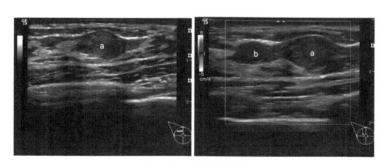

图 4-28 硬化性腺病

乳腺内相连的两个低回声肿块,为边界欠清的实性低回声肿块,与周围组织界限分明,彩色多普勒血流成像示肿块内及其周边未见明显彩色血流信号。术后病理:硬化性腺病(肿块 b),硬化性腺病并纤维腺瘤(肿块 a)

三、放射状瘢痕

(一)临床概述

乳腺放射状瘢痕是指女性乳腺组织中,由于放射状增生的导管系统围绕弹力纤维组织核心而形成的一种独特性病变。本病是一种少见的上皮增生性病

变,因硬化性病变使小叶的结构扭曲,导致影像学上、病理诊断中极易与乳腺癌混淆;多以腺病为主,并伴其他良性病变,肉眼观察呈不规则硬块,可见由弹性纤维构成的黄色条索样间质。镜下观察病变呈星芒状,中心区可见透明变性的致密胶原纤维,有时存在明显的弹力纤维变性及小而不规则的导管,其细胞无异型、导管周围基底膜完整,间质中缺乏反应性成纤维细胞增生。

(二)超声表现

部分学者的研究发现超声可以发现 68.0% 的乳腺放射状瘢痕,多表现为低回声的肿物或团块,约22.0%表现为结构不良。

病变部边界不清,形态不规则,边缘部不规则,呈毛刺状,类似乳腺浸润性癌超声改变;多数病变直径较小,超声短期随访病变体积变化不明显。彩色多普勒超声病变内常无明显血流信号显示,病变周边可检出彩色血流信号。

(三)鉴别诊断及比较影像分析

本病常与乳腺癌难以鉴别,均表现为边界不清、形态不规则的低回声肿块,钼靶 X 线及 MRI 对本病鉴别困难,常需病理学检查方可进行鉴别诊断。

本病需与乳腺术后瘢痕及纤维瘤病鉴别。

第五节 乳腺炎性病变及乳腺脓肿

一、急性乳腺炎及乳腺脓肿

(一)临床概述

急性乳腺炎是乳腺的急性化脓性病症,一般为金黄色葡萄球菌感染所致,多见于初产妇的哺乳期。细菌可自乳头破损或皲裂处侵入,亦可直接侵入乳管,进而扩散至乳腺实质。一般来讲,急性乳腺炎病程较短,预后良好,但若治疗不当,也会使病程迁延,甚至可并发全身性化脓性感染。

急性哺乳期乳腺炎的病程主要分为 3 个阶段:①初起阶段,患侧乳房胀满、疼痛,哺乳时尤甚,乳汁分泌不畅,乳房结块或有或无,全身症状可不明显,或伴有全身不适,食欲欠佳,胸闷烦躁等。②成脓阶段,局部乳房变硬,肿块逐渐增大,此时可伴明显的全身症状,如高热、寒战、全身无力、大便干结等。常可在4~5 天内形成脓肿,可出现乳房搏动性疼痛,局部皮肤红肿、透亮。成脓时肿块中央变软,按之有波动感。若为乳房深部脓肿,可出现全乳房肿胀、疼痛、高热,但局部皮肤红肿及波动不明显,需经穿刺方可明确诊断。有时脓肿可有数个,或先后不同时期形成,可穿破皮肤,或穿入乳管,使脓液从乳头溢出。③溃后阶段,当急性脓肿成熟时,可自行破溃出脓,或手术切开排脓。破溃出脓后,脓液引流通畅,可肿消痛减而愈。若治疗不善,失时失当,脓肿就有可能穿破胸大肌筋膜前疏松结缔组织,形成乳房后脓肿;或乳汁自创口处溢出而形成乳漏;严重者可发生脓毒败血症。急性乳腺炎常伴有患侧腋窝淋巴结肿大,有触痛;白细胞总数和中性粒细胞数增加。

哺乳期乳腺炎常见的主要有两种类型:①急性单纯乳腺炎,初期主要是乳房的胀痛,局部皮温高、压痛,出现边界不清的硬结,有触痛。②急性化脓性乳腺炎,局部皮肤红、肿、热、痛,出现较明显的硬结,触痛加重,同时患者可出现寒战、高热、头痛、无力、脉快等全身症状。此时腋下可出现肿大的淋巴结,有触痛,血白细胞计数升高,严重时可合并败血症。

少数病例出现乳汁大量淤积并脓肿形成时,短期内可出现单侧或局部乳房明显增大,局部乳房变硬,皮肤红肿、透亮。

非哺乳期乳腺炎发病高峰年龄在 20～40 岁,依据临床表现,可分为 3 种临床类型:①急性乳腺脓肿型,患者突然出现乳腺的红、热、痛及脓肿形成。体检常可扪及有波动感的痛性肿块,部分脓肿可自行穿破、溃出。虽局部表现剧烈,但全身炎症反应较轻,中度发热或不发热,白细胞计数增高不明显。②乳腺肿块型,逐渐出现乳腺肿块,微痛或无痛,皮肤无明显红肿,肿块边界可能比较清楚,无发热史,此型常被误诊为乳腺癌。③慢性瘘管型,常有乳腺反复炎症及疼痛史,部分患者可有乳腺脓肿手术引流史,且多为乳晕附近脓肿,瘘管多与乳头下大导管相通,经久不息反复流脓。瘘管周围皮肤轻度发红,其下可扪及界限不清的肿块,严重者可形成多发性瘘管并致乳房变形。

(二)超声表现

(1)急性乳腺炎病程的不同阶段超声表现:①初起阶段,病变区乳腺组织增厚,边界不清,内部回声一般较正常为低,分布不均匀,探头挤压局部有压痛;少部分病例呈轮廓不规则的较高回声区,内点状回声分布不均;彩色多普勒血流成像示肿块周边及内部呈点状散在血流信号(图 4-29A)。②成脓及溃后阶段,脓肿期边界较清楚,壁厚不光滑,内部为液性暗区,其间有散在或密集点状回声,可见分隔条带状回声,液化不完全时,呈部分囊性、部分实性改变;彩色多普勒血流显像示肿块周边及内部呈点状散在血流信号,液化坏死区无彩色多普勒血流显示(图 4-29B);患侧腋窝淋巴结具有良性肿大特征,表现为淋巴结呈椭圆形,包膜完整,轮廓规则,淋巴门显示清晰(图 4-29C)。③乳腺炎超声弹性成像表现为病灶质地较软,组织弹性系数较低,受压可变形;定量弹性成像如病变内发生液化坏死时,因液体为非弹性体而无弹性信息显示(图 4-29D)。

(2)少数病例出现乳汁大量淤积并脓肿形成时,可见单侧或局部乳房明显增大,肿大乳房内检出局限大量的液性暗区,呈混浊回声,因局限液性暗区内张力较高而表现为暗区周边部较光滑(图 4-29E);正常乳腺组织因张力增高,乳腺内血流信号显示减少。

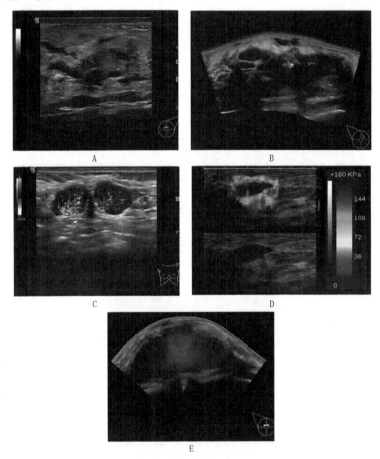

图 4-29　急性乳腺炎

A.产后哺乳 5 个月,乳腺导管明显扩张,局部可见片状低回声区,边界不清;B.右乳片状低无混合回声区,边界不清,形态不规则,穿刺引流可见大量脓汁;C.腋下淋巴结体积增大,内血流信号增多、丰富;D.病灶质地较软,组织弹性系数较低,受压可变形;病变内伴液化坏死,因液体为非弹性体故无弹性信息显示;E.肿大乳房内检出大量的液性暗区,呈混浊回声

（3）非哺乳型乳腺炎超声表现与相应的急性乳腺炎超声表现类似。

（三）鉴别诊断及比较影像分析

在乳腺炎性病变的诊断过程中，超声是最常用的检查方法；在超声检查和诊断急性乳腺炎和乳腺脓肿的过程中，必须密切结合临床，包括结合病史以及患者症状和体征、相关实验室指标；一般易于诊断，但必须注意与其他相类似临床表现疾病的鉴别诊断，如炎性乳腺癌和乳腺导管扩张症（浆细胞性乳腺炎型）的急性期。

1.与炎性乳腺癌鉴别

（1）急性乳腺炎初起多发生在乳腺某一区段，而炎性乳腺癌细胞广泛浸润皮肤网状淋巴管，所以病变累及大部分乳房，皮肤呈橘皮样外观。

（2）炎性乳腺癌乳房内可触及巨大肿块，皮肤红肿范围甚广，但局部压痛及全身中毒症状均较轻，细针穿刺细胞学检查可找到癌细胞确定诊断。

（3）急性乳腺炎超声弹性成像表现为病灶质地较软，有助于对乳腺炎病灶与炎性乳腺癌的鉴别。

2.与浆细胞性乳腺炎的鉴别

浆细胞性乳腺炎是一种比较复杂的乳腺炎症，是乳腺导管扩张综合征的一个发展阶段，因其炎症周围组织里有大量浆细胞浸润而得名。

3.与哺乳期乳汁淤积鉴别

哺乳期乳汁淤积是乳腺炎的主要诱因之一。在哺乳期，由于浓稠的乳汁堵住乳腺导管，而致乳汁在乳房某一部分停止流动时，形成体表触及的乳房内块状物，并有疼痛感，超声可检出局部淤积乳汁的异常回声。

哺乳期乳汁淤积如果部分乳房出现灼热、肿胀，并且疼痛，且伴有发热症状，很可能已经导致乳腺炎的发生。因此，哺乳期出现乳汁淤积一定要及时治疗，使乳腺管畅通，才能避免乳导管内细菌滋生，防止乳汁淤积导致乳腺炎的形成。

通常情况下，通过疏通乳腺管、尽可能多休息这些方式，哺乳期乳汁淤积所导致的乳腺炎在 24 小时之内就可以好转。如果发热超过 24 小时，建议及时到专业的乳腺病医院接受治疗，不要再自行处理，以免处理不当加重病情，在治疗的同时，还应继续使奶水流动，用手法或吸奶器将奶排出。对于大量乳汁淤积合并脓肿形成时，无法通过乳腺管排出的，可进行穿刺引流排出淤积的乳汁及积脓。

二、慢性乳腺炎

(一)临床概述

慢性乳腺炎的成因有两个:一是急性乳腺炎失治误治;二是发病开始即是慢性炎症过程。慢性乳腺炎的特点是起病慢,病程长,不易痊愈,经久难消;以乳房内肿块为主要表现,肿块质地较硬,边界不清,有压痛,可以与皮肤粘连,肿块不破溃,不易成脓也不易消散;乳房局部没有典型的红、肿、热、痛现象,发热、寒战、乏力等全身症状不明显。

临床上分为残余性乳腺炎、慢性纤维性乳腺炎、浆细胞性乳腺炎及肉芽肿性乳腺炎。其临床表现如下。

(1)残余性乳腺炎:即断奶后数月或数年,乳腺仍有残留乳汁分泌而引起感染,临床经过较长,很少有脓肿形成,仅表现为局部疼痛及硬结,当机体抵抗力降低时出现,易反复,有的误认为炎性癌,病理诊断最有价值。

(2)慢性纤维性乳腺炎:是急性化脓性乳腺炎后,乳腺或乳管内残留一个或两三个硬韧的炎性结节,或由于炎性脓肿阻塞乳腺管,使乳管积液潴留而出现肿块。初期稍有压痛,后渐缩小,全身抵抗力降低时,此肿物可再度肿大、疼痛。易误诊为恶性肿瘤,需结合病史或病理诊断。

(3)浆细胞性乳腺炎及肉芽肿性乳腺炎详见本节下面的相关内容。

(二)超声表现

慢性乳腺炎病灶较局限,多发生于乳腺外上象限及乳晕区,超声表现为:①局部腺体结构较紊乱,边界不清,病灶内部呈紊乱不均的实性低回声(图4-30);②多呈扁平不规则形,纵横比值<1;③小脓肿形成时,肿块内可显示低回声中有不规则无或低回声(图4-31);④部分病灶内显示散在点状强回声,这通常需与乳腺癌的点状钙化鉴别;⑤慢性乳腺炎病灶质地较软,受压可变形,其内点状强回声受压可移动,周围无中强回声晕带;⑥彩色多普勒显示无或低回声内部无血流信号,低回声区可检出少许彩色血流信号(图4-32)。

(三)鉴别诊断及比较影像分析

慢性乳腺炎肿块型需与良性肿块(如纤维瘤、囊肿)鉴别,纤维腺瘤与囊肿均表现为边界清楚的肿块,纤维腺瘤内呈均匀低回声,常伴侧壁声影,后方回声增强,彩色多普勒血流成像肿块内常见少量彩色血流信号;囊肿内呈无回声,后方回声增强,彩色多普勒血流成像囊肿内无明显血流信号。

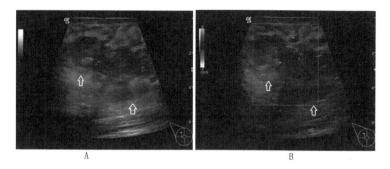

图 4-30　慢性乳腺炎(一)

患者女,31 岁,产后 2 年,反复发作 4 个月余,临床诊断为慢性乳腺炎。超声示右乳内片状低回声区(指示部分),边界不清,形态不规则,内部回声不均匀,彩色多普勒血流成像示其内及周边可见少许点状彩色血流信号

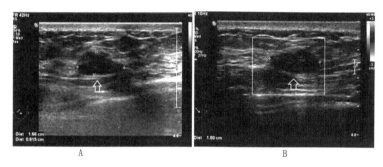

图 4-31　慢性乳腺炎(二)

超声示左乳内片状低回声区(指示部分),边界不清,形态不规则,内呈不规则的无回声及低回声,彩色多普勒血流成像示其内及其周边未见明显彩色血流信号

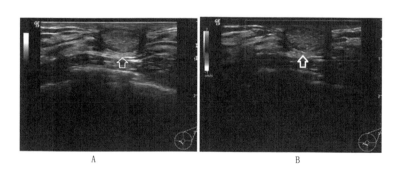

图 4-32　慢性乳腺炎(三)

患者女,20 岁,反复发作 7 年余,临床诊断为慢性乳腺炎。超声示左乳头内下的片状实性低回声区(指示部分),周边可见低回声带,彩色多普勒血流成像示其内仅见少许点状彩色血流信号

片状低回声结节型需与乳腺癌鉴别,乳腺癌肿块质地较硬,受压不变形,周围可见明显中强回声晕带,内部血流丰富,走行紊乱。超声在对慢性乳腺炎与上述疾病鉴别诊断时,必须结合临床病史及相关影像学表现。

三、乳腺导管扩张症

(一)临床概述

乳腺导管扩张症是乳腺的一根或数根乳导管因某些原因引起扩张,其中以主导管扩张为主,并累及该主导管所属的支导管、小导管及其周围乳腺组织的一系列疾病。初期表现为病变乳头周围主导管引流停滞。浆细胞性乳腺炎是乳腺导管扩张症的后期表现,当病变发展到一定时期,管周出现以浆细胞浸润为主的炎症时才称其为浆细胞性乳腺炎,因此浆细胞性乳腺炎并不是一种独立的疾病。

由于病变的原因、部位、范围等不同,乳腺导管扩张症在临床上可出现乳头溢液、乳晕下肿块、乳晕旁脓肿或瘘管等类型的临床表现。

(1)乳腺导管扩张症的早期是没有症状的。乳头溢液是乳腺导管扩张症常见症状,溢液的颜色可以是黄色的或棕绿色的,最终可成为血性的。溢液性质可以是水样的,或浆液性的,或乳酪状的。溢液是自发的,常常间断出现,并可持续相当长时间。

(2)当病情发展时,扩张的乳导管壁伴随炎性反应和淋巴增殖,由于纤维化而变得增厚,使得乳导管变短而引起乳头回缩,最早的乳头改变是中心性凹陷,乳头呈水平的唇样变,逐渐发展为不全性凹陷和完全性凹陷。也有因原有的先天性乳头凹陷引起的导管排泄不畅,最后导致乳导管扩张者。如果乳晕部出现水肿,就可见到假性橘皮样变。当导管扩张进一步发展时,在导管内容物分解产物的刺激下,或在外伤(包括手术、撞击)后,不断萎缩的乳导管上皮连续发生破裂,导管内分泌物通过导管壁,引起导管周围组织的炎症,形成了乳晕下或乳晕周围的肿块。

(3)随着炎症向四周扩散,肿块也迅速扩大,这一进程很快,肿块常可于2~3天内占据大部分乳房。由于肿块的迅速增大、僵硬、边缘不清、与周围组织有粘连,局部皮肤有橘皮样变,乳头回缩,腋下淋巴结肿大,此时常被误诊为乳腺癌。细胞学检查或病理切片上可见到大量的淋巴细胞及浆细胞,有时还可见到肉芽肿组织及朗格汉斯巨细胞。当脓肿形成时,乳房局部可出现不太明显的皮肤发红、发热、胀痛,全身症状可见低热、疲倦、头昏或头痛等,脓肿破溃后或形成瘘管,或暂时痊愈,以后反复发作,并常在一侧发病后,另一侧也出现同样的病变。有人把此期病变称作"乳晕导管瘘"。

此期临床分为两个类型：①乳晕旁脓肿或瘘管型，即慢性复发性乳晕旁脓肿或瘘管，又叫导管炎。多见于未婚少女或年轻妇女，90%伴有乳头发育畸形，如乳头分裂、乳头内翻或内陷或乳头过小或扁平。因为乳头发育不良，乳头内翻必然造成导管扭曲变形，内容物排出不畅。乳头内翻使自然脱落的表皮细胞积聚，局部潮湿而糜烂，引发输乳管出口的堵塞，大导管内脂肪类物质积聚、变性，刺激导管壁引发导管周围的炎性反应。因为类脂性物质是自体产生的，诱发的炎症属于变态反应或细胞免疫反应；而不是像哺乳期急性乳腺炎那样由细菌感染引发的化脓性炎症。故炎性反应缓慢，初起症状轻微，不发热，疼痛不剧烈。②肿块型，即慢性炎症包块，可有多处破溃。多见于中年妇女，多伴有乳头内翻或分裂，但也有乳头正常者。发病可能与导管扩张有关。肿块距乳头较远，与皮肤粘连，很像乳腺癌。肿块呈慢性炎性改变，质地韧，边界不清，轻微压痛，可以突然增大，或时大时小。破溃后，形成多处复杂的瘘管或窦道，溃口总与乳头后的病灶相连。

根据乳腺导管扩张症的病理改变和病程经过，可分为 3 期：①急性期，临床上出现乳晕范围内皮肤红、肿、热、痛。腋下可触及肿大的淋巴结并有压痛。全身可有寒战、高热等表现；常无血常规增高，一般抗生素治疗无效。②亚急性期，此期急性炎症已消退，在原有炎症改变的基础上，发生反应性纤维组织增生。表现为炎性肿块，边缘不清，似乳腺脓肿，经久不愈，或愈合后又有新的小脓肿形成，使炎症持续发展。③慢性期，当病情反复发作后，可出现 1 个或多个边界不清的硬结，多位于乳晕范围内，扪之质地坚实，与周围组织粘连固着，与皮肤粘连则局部皮肤呈橘皮样改变，乳头回缩，重者乳腺变形，可见粉渣样分泌物或血性溢液。腋窝淋巴结可扪及。临床上有时很难与乳腺癌鉴别。

以上临床表现不是所有患者都按其发展规律而出现，即其首发症状不一定是先出现乳头溢液或急性炎症表现，也可能是先出现乳晕下肿块，在慢性期中可能出现经久不愈的乳晕旁瘘管。

乳腺导管扩张症多发生于绝经期前后或妊娠后，多数患者有授乳困难病史，发病率占乳腺良性病变的 4%～5%；其自然病程长短不一，有的只有几天或几周，有的则可长达数年、数十年。可以一侧单发，也有双侧同时发病，或一侧发病之后，经过若干时间后另一侧也发病，亦有一侧先后多处发病者。对于乳腺导管扩张症的治疗，西医历来都主张以手术为主，但采用中西医结合治疗的方法尚有保留乳房的可能。

(二)超声表现

根据乳腺导管扩张症的声像图特征,可分为以下4种类型。

Ⅰ型:乳腺腺体层内单纯扩张的乳腺导管,导管壁光滑,无明显增厚,导管内可见点状弱回声,导管腔内未见实性回声充填(图4-33)。

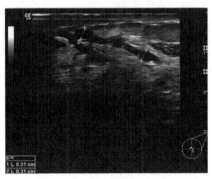

图 4-33 乳腺导管扩张症Ⅰ型

乳腺导管不均匀扩张,管壁光滑,无明显增厚,导管内

可见点状弱回声,导管腔内未见实性回声充填

Ⅱ型(浆块型):腺体层内出现囊实性团块,实性成分位于导管内和(或)导管周围(图4-34A)。彩色多普勒超声显示团块内可检出动脉血流信号,多位于中心部位,血流信号丰富或不丰富(图4-34B);血流速度一般较低,有学者报道峰值血流速度:(17.2 ± 8.57)cm/s,RI:0.60 ± 0.07。

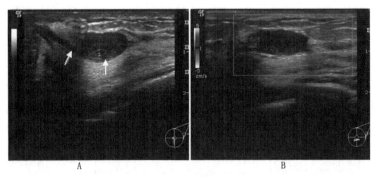

图 4-34 乳腺导管扩张症Ⅱ型

A.二维图像腺体层内出现囊实性团块,肿块位于导管旁(箭头示肿块及导

管);B.彩色多普勒血流成像示肿块内未见明显彩色血流信号

Ⅲ型:乳晕区或者周围带腺体层内有实性团块,团块周边可见弱回声带,内部回声为均匀稍强或者不均匀实性回声,彩色多普勒超声显示病灶内及周围未

见明显彩色血流信号或仅见少许点状彩色血流信号(图 4-35)。

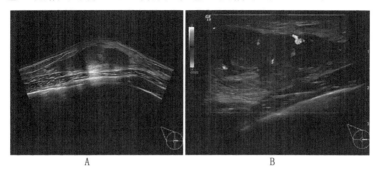

图 4-35　乳腺导管扩张症Ⅲ型

A.乳晕区腺体层内有实性团块,团块周边可见弱回声带,内部回声为不均匀实
性低回声;B.彩色多普勒超声显示病灶内及周围可见少许点状彩色血流信号

Ⅳ型:腺体层部分或者完全液化的脓肿样回声,边界不清楚,液化区可见细
小运动点状回声,边缘血供较丰富,液化区无血流显示(图 4-36)。

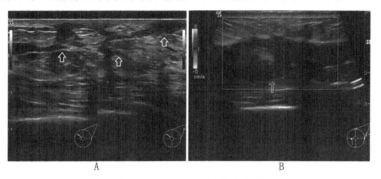

图 4-36　乳腺导管扩张症Ⅳ型

腺体层部分或者完全液化的脓肿样回声,边界不清楚,液化区可见
细小运动点状回声,边缘可见少许血流,液化区无血流显示

以上表现既可单独存在,亦可同时出现。

(三)鉴别诊断及比较影像分析

在乳腺导管扩张症的诊断及鉴别诊断中,不同临床表现、不同进展阶段的乳
腺导管扩张症表现均需与相应的疾病鉴别。如导管扩张型需与导管内乳头状瘤
所引起的导管扩张鉴别,脓肿型需与急性化脓性乳腺炎所形成的脓肿鉴别,实性
团块型需与乳腺结核及乳腺癌鉴别。

1.导管扩张型与导管内乳头状瘤

两者均可表现为乳头溢液,但前者声像图为扩张乳管内点状弱回声,团块影

少见;后者声像图表现为扩张乳管内边缘欠规则的实质性团块影,团块内部可见彩色血流信号。

2.脓肿型与急性化脓性乳腺炎

两者从声像图上很难鉴别,需结合临床。前者发生于非哺乳期妇女,病程较长,病灶多位于乳晕区,其临床症状较一般乳腺炎轻,且抗感染治疗效果差;后者90%发生于哺乳期妇女,病灶多在乳腺的外下象限或乳腺后,血白细胞总数显著增高,抗感染治疗有效。

3.实质团块型与乳腺结核及乳腺癌

(1)与乳腺结核的鉴别:部分导管扩张症病灶内可见扩张导管,而乳腺结核病灶内常无扩张导管,所以单从声像图上两者鉴别困难,原发性乳腺结核很少见,临床上所见的乳腺结核多合并其他部位的活动性结核病灶,病理检查可发现病灶内干酪状坏死区。

(2)与乳腺癌的鉴别:乳腺癌肿瘤,声像图表现为前、侧方有厚薄不均的强回声带包绕的弱回声肿块,其边缘不齐,可见蟹足状突起,形态不规则,肿块纵横比>1,且多见沙砾样钙化,病灶后方回声衰减,团块内血流丰富,血流分布紊乱,RI常>0.7。

4.实质团块型与肉芽肿性乳腺炎结节/肿块型

单从二维声像图上两者鉴别困难,部分导管扩张症病灶内可见扩张导管,彩色多普勒血流显示肉芽肿性乳腺炎结节/肿块型常表现为较丰富血流且多位于周边,而实质团块型血流相对较少且多位于中心部位。

5.乳腺导管扩张症早期与单纯性乳腺导管扩张

乳腺导管扩张症早期与单纯性乳腺导管扩张鉴别困难,随着疾病的进展,当乳腺导管扩张症表现为浆细胞性乳腺炎时,则容易鉴别。

四、肉芽肿性乳腺炎

(一)临床概述

肉芽肿性乳腺炎(granulomatous mastitis,GLM)是一类以肉芽肿为主要病理特征的乳腺慢性炎症,包括多个临床病种,其中肉芽肿性乳腺炎较为多见,病因不明。肉芽肿性炎症以乳腺小叶为中心,故叫肉芽肿性小叶性乳腺炎,1972年Kessler首先报道,病名得到多数学者的认可。以前有人叫特发性肉芽肿性乳腺炎、乳腺肉芽肿或肉芽肿性小叶炎,是指乳腺的非干酪样坏死局限于小叶的肉芽肿病变,查不到病原体,可能是自身免疫性疾病,像肉芽肿性甲状腺炎、肉芽肿性睾丸炎一样,易与结核性乳腺炎混淆,以前发病率不高,所以,临床和病理医师都对其研究不多。

其临床表现主要为乳腺肿块,疼痛,质地较硬,形态不规则,与正常组织界限不清,也可有同侧腋下淋巴结肿大。发病突然或肿块突然增大,几天后皮肤发红形成小脓肿,破溃后脓液不多,久不愈合,红肿破溃此起彼伏。

肉芽肿性乳腺炎病理表现为肿块无包膜,边界不清,质较硬韧,切面呈灰白间质淡棕黄色,弥漫分布着粟粒至黄豆大小不等的暗红色结节,部分结节中心可见小脓腔。镜下见病变以乳腺小叶为中心,呈多灶性分布;一般局限在乳腺小叶内,少数亦可累及乳腺小叶外。病变小叶的末梢导管或腺泡大部分消失,少数在边缘区尚有残存的乳腺小叶内导管。病变多呈结节状,大小不等,主要由淋巴细胞、上皮样细胞、多核巨细胞及少量中性粒细胞构成,偶见浆细胞。病变中常见中性粒细胞灶,无干酪样坏死及结核杆菌,无真菌,无脂质结晶及明显的泡沫细胞、扩张的导管。

肉芽肿性小叶性乳腺炎一旦确诊,手术治疗效果较好,其关键在于明确诊断。手术是治疗本病的主要手段,既要彻底切除病变,防止复发,又要最大限度地保留正常组织,台上整形,尽量保持乳房的完美。术后中药治疗至少半年,以改变机体超敏状态,肃清残余病灶,减少复发。

(二)超声表现

根据肉芽肿性乳腺炎声像图表现与病理对照分析,可将其分为结节/肿块型、片状低回声型和弥散型,上述各型是疾病发展或转归的不同时期的表现,各分型间相互转化。

其二维超声及彩色多普勒表现分别如下。

1.结节/肿块型

常为本病初起改变,表现为边界模糊、不规则形态及不均匀的低回声或低无混合回声结节/肿块,结节/肿块内伴有或不伴有无回声区(图 4-37)。结节/肿块内呈中等血流信号,部分病变区内及病变边缘部常可见较丰富彩色血流信号,血管走行不规则,部分血流纤细,常无粗大、走行迂曲的血管。

2.片状低回声型

边界不清的片状低回声(图 4-38A)。皮肤表面伴有或不伴有局部破溃,片状低回声位于腺体内,也可向皮下延伸,可伴有局部皮肤破溃;伴局灶坏死液化时,片状低回声区内可伴有细密点状回声,加压前后细密点状回声有运动感;片状低回声区呈中等丰富血流信号,部分病变区内及病变边缘部常可见较丰富彩色血流信号,血管走行不规则,部分血流纤细(图 4-38B);病变无血流显示区常为肉芽肿性结节或坏死区域。片状低回声内合并大量脓肿时,可见大量的细密运动点状回声;片状低回声边缘部及周边仍可见较丰富彩色血流信号。

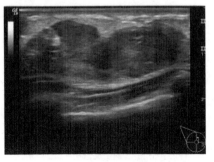

图 4-37　肉芽肿性乳腺炎肿块型

边界不清的低回声肿块,内回声不均匀

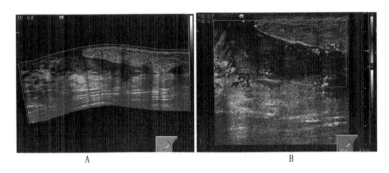

图 4-38　肉芽肿性乳腺炎片状低回声型

A.乳头旁边界不清的片状低回声,内回声不均匀,延伸至皮下,片状低回声区中央部可见细密点状回声,有运动感。B.彩色多普勒血流成像示其内大部分可见明显丰富彩色血流信号,中央部无彩流显示

3.弥散型

局部未见明显肿块回声,仅为腺体发硬,为小叶内散在分布的肉芽肿性炎和微脓肿,常跨越多个象限存在,病变区域回声无正常腺体显示且回声明显低于正常腺体组织,部分弥漫低回声区内可见散在中等回声。并发脓肿形成时可在低回声区内细密点状回声,加压见前后细密点状回声有运动感(图 4-39)。病变区内及病变边缘部常可见较丰富彩色血流信号,血管走行不规则,部分血流纤细。

频谱多普勒表现:肉芽肿性乳腺炎病变区域频谱常呈低阻血流频谱。

超声弹性成像示病变区质地较软。肉芽肿性乳腺炎超声诊断困难,必要时可行超声内镜引导下细针穿刺活检术。

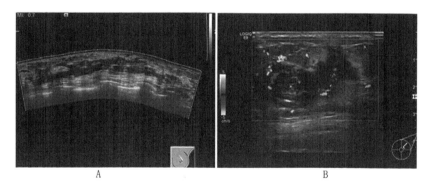

图 4-39 肉芽肿性乳腺炎弥散型

A.局部未见明显肿块回声,可见局部腺体内大片状低回声区,无明显边界,内部回声减低、不均匀,弥漫低回声区内间有部分中等回声。B.彩色多普勒显示片状低回声区内部分区域及周边血流信号明显增多、丰富,片状低回声区部分区域无彩流显示

(三)鉴别诊断及比较影像分析

本病结节/肿块型酷似乳腺癌,易造成误诊误治。肉芽肿性乳腺炎二维超声图像及钼靶片均表现为形态不规则、回声不均匀等恶性征象,加上多数患者伴有同侧腋下淋巴结肿大,因此极易考虑为乳腺癌,是误诊的主要原因之一。但经仔细观察,仍可发现两者之间的不同:①虽然形态均不规则,但乳腺癌肿块边缘的角状突起常常细而尖,可能与恶性肿瘤的侵蚀性生长特性有关,而本病角状边缘多较粗钝;②肉芽肿性乳腺炎肿块内散在分布的小囊状、管状无回声,而乳腺癌肿块内出现无回声区较少见;③典型的乳腺癌肿块内部多有微小的钙化斑点,而本病仅在伴有脓肿的病灶内可见细小点状回声,为黏稠脓液内的反射,亮度不如乳腺癌肿块内部的钙化斑点;肉芽肿性乳腺炎尤其与超声下钙化点呈阴性表现的乳腺癌肿块鉴别难度较大,此时应进一步行彩色多普勒血流成像检查;④肉芽肿性乳腺炎与乳腺癌血流信号检出率均较高,但肉芽肿性乳腺炎内血管走行自然,乳腺癌肿块内血管排列不规则、迂曲且粗细不一;⑤肉芽肿性乳腺炎内动脉 RI 常<0.70,而乳腺癌肿块内动脉 RI 常>0.70。

本病伴有红肿、化脓时,可误诊为乳腺导管扩张症、乳腺结核或一般细菌性脓肿,而行错误的切开引流。

肉芽肿性乳腺炎结节/肿块型需与乳腺导管扩张症实质团块型鉴别。

肉芽肿性乳腺炎结节/肿块型同时需与局限脂肪坏死鉴别,但后者多见于40 岁以上女性,特别是体型肥胖者;且为外伤引起的无菌性炎症。

片状低回声型易误诊为其他类型乳腺炎,本病声像图上类似乳腺脓肿,本病声像图上类似乳腺脓肿,但脓肿囊壁往往较厚。当病变中心出现囊状、管状或簇状更低回声区、病变内透声性差并见密集的点状弱回声,高度提示脓肿形成。彩色多普勒血流成像病变边缘部血流明显较其他类型乳腺炎丰富。

弥漫型肉芽肿性乳腺炎需与乳腺结核的混合型及窦道型鉴别,乳腺结核常继发于其他部位的结核,病程缓慢,初期无触痛;而肉芽肿性乳腺炎伴疼痛,且发病突然,抗感染及抗结核治疗无效。

第六节　肾上腺皮质疾病

一、肾上腺皮质增生

肾上腺皮质增生分为后天性及先天性两种,它是指皮质组织的非肿瘤性增生,一般认为皮质厚度＞2 mm 或重量超过正常高限的 5% 即为增生。根据增生细胞分泌功能的不同,临床表现为相应内分泌功能紊乱的症状,另外,部分患者可无明显临床症状。从形态学上来说,肾上腺增生可分为弥漫性增生及结节样增生两种,以下主要根据形态类型对肾上腺增生的声像图表现进行介绍。

先天性肾上腺皮质增生是一种常染色体隐性遗传病,其临床表现具有一定特征性,声像图表现特殊,特异性较高。

(一)临床概述

1.流行病学、病因及病理

肾上腺皮质增生是一种常见的内分泌疾病,有文献报道尸检中有 2/3 的病例肾上腺存在皮质结节,尤其是在高血压、糖尿病患者中,而且其发病率随着年龄增长而增高。此外,各种影像学检查方法的广泛应用和实验室检查技术的不断进步均明显提高了该病的检出率。

该病病因较复杂,可为原发性,更多患者为肾上腺受到长期 ACTH 过度刺激继发性形成的,其中继发性原因多数为脑垂体病变分泌过多 ACTH(垂体肿瘤),其他包括某些垂体外病变产生类似 ACTH 的物质(异位 ACTH 综合征)或医源性给予的 ACTH 物质等。

光镜下可观察皮质增生细胞的来源(网状带、束状带或球状带)、增生细胞类型及增生程度等,可明确其病理类型。但无论何种病理类型,多为双侧性发病,可为弥漫性增生(即肾上腺肢体的弥漫性增粗、轮廓变圆钝、切面皮质明显增宽),也可为结节样增生(即为一侧肢体局部结节样改变、表面和切面均可见一个或者多个大小不等的结节),或两者兼有。研究发现,在皮质增生伴库欣综合征病例中,双侧肾上腺皮质弥漫性及结节样增生者分别约占70%及30%,而皮质增生伴醛固酮增多病例中,肾上腺主要表现为皮质区球状带的弥漫性增生,结节样增生少见。

2.临床表现

由于增生的皮质细胞分泌功能不同,临床表现也不同。大多数学者认为肾上腺皮质增生多伴有内分泌功能紊乱,其中70%～80%的患者表现为库欣综合征,部分伴肾上腺性征异常,仅10%表现为醛固酮增多症,而不伴内分泌功能紊乱的皮质增生症少见。但临床上或越来越多的文献提出肾上腺增生病例中仅少数具有明显激素分泌功能,尸检也发现老年高血压患者肾上腺皮质增生发生较常见。这些均与先前的理论不一致,也为临床肾上腺皮质增生的诊断、治疗等提出了挑战。

3.实验室检查或其他检查

肾上腺皮质增生的诊断主要基于临床表现及实验室检查确定激素水平,影像学检查有助于该病的诊断和鉴别诊断,可为临床选择适宜的治疗方案提供有价值的依据。一般认为CT检查是肾上腺皮质增生的首选检查方法,有报道认为它对皮质增生的诊断敏感性为83%,特异性为81.5%,定性正确诊断率为81.5%,直径为2～3 mm的薄层螺旋CT扫描可观察直径为0.5 cm以下的病变,对肾上腺结节样增生的病例尤为重要。但部分皮质增生的CT表现可正常或难以肯定的增粗,这可能与其增生较轻微、形态学上改变不明显有关。

此外,MRI及用[131]I标记的碘化胆固醇进行肾上腺皮质显影亦是肾上腺皮质增生较好的影像学检查方法,前者对肾上腺皮质结节样增生检查的敏感性和特异性均超过95%,后者可显示皮质功能亢进的腺体,从而与皮质腺瘤鉴别,但对轻度肾上腺皮质增生不敏感,对无功能肾上腺肿瘤不显影。

(二)肾上腺皮质增生的超声表现

肾上腺皮质增生在病理形态上表现为弥漫性增生,也可呈结节样增生或者弥漫性增生与结节样增生共同存在。ACTH非依赖型双侧肾上腺大结节性增生(AIMAH)是库欣综合征独特的亚型,有其特有的内分泌、影像及病理改变。

1.弥漫性增生

理论上,肾上腺皮质弥漫性增生时腺体增大增粗,基本保持正常形态(图4-40,图4-41),相应声像图表现为无包膜、与周围组织分界清楚的低回声,其断面形态与超声扫查切面有关,中部断面呈圆形或钝圆形,肋间斜切显示一侧肢体时呈"一"字形(图 4-42),而肋间斜切或肋弓下斜切显示两翼时呈"Y"形或"V"形。当肾上腺弥漫性增大明显时可表现为卵圆形(图 4-43)、三角形、不规则形或无特征性的低回声,需与局限性肿块鉴别,此时应从横切、纵切各个断面了解正常肾上腺的基本形态,综合所有断面所见进行识别是否有弥漫性增大。

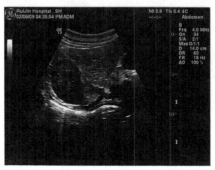

图 4-40 右侧肾上腺弥漫性皮质增生超声示右侧肾上腺腺体增粗,基本保持正常形态,呈倒"Y"形

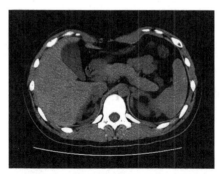

图 4-41 双侧肾上腺皮质弥漫性增生平扫 CT 示双侧肾上腺腺体增大增粗,基本保持正常形态

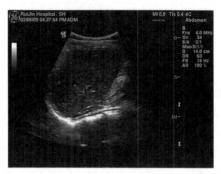

图 4-42 右侧肾上腺皮质弥漫性增生的一侧肢体声像图呈"一"字形

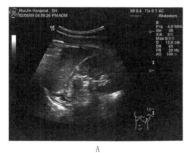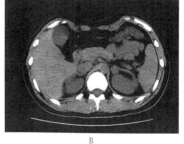

A B

图 4-43 左侧肾上腺弥漫性增生声像图(A)及 CT 平扫

图像(B)均显示腺体明显增粗,局部呈结节状改变

另外,有学者认为肾上腺垂直厚度作为各径线中的最短径,一旦增生即有明显改变,可作为增生的判断指标,一般认为正常值为 5～7 mm,>10 mm 即为异常。但在实际工作中,对于 CT 诊断为肾上腺增粗的病例,超声绝大多数不能显示增厚的肾上腺或测量肾上腺厚度,仅极小部分弥漫性皮质增生的病例(例如皮质增生异常明显、患者体型较瘦、儿童等)可探测到增厚的肾上腺低回声区,这可能与下述原因有关:受皮下脂肪层回声、肾周围脂肪层回声和肾上腺周围脂肪团的影响,正常情况下超声对肾上腺就不满意;临床上很大比例的皮质增生患者为库欣综合征,在这些病例中,患者往往体型较肥胖,右侧肾上腺探查时往往受脂肪肝后方回声衰减的影响;而皮质增生伴醛固酮增多患者体型条件虽然较利于超声检查,但肾上腺大体形态上改变并不明显,因此探测亦较困难;另外,肾上腺病灶与周围组织声阻差较小也可能是原因之一。

此外,由于超声对肾上腺病灶探测的敏感性与其大小、位置密切相关,而且大多肾上腺皮质结节样增生的患者为库欣综合征,体积较小的结节有时很难与脂肪组织鉴别,因此对于体积较小的结节超声极易漏诊,也很难明确其是否为单发病变。

2.结节样增生

(1)结节位置和数目:增生结节可发生于肾上腺任何部位,左右侧发病无明显差异;结节常多发,可为单侧多发(图 4-44,图 4-45)或双侧单发、多发,也可并发病变侧肾上腺弥漫性增生(图 4-46),单侧单发病变较少见,较易与皮质腺瘤混淆。

(2)结节大小:增生结节多数体积较小,有时仅在镜下被确诊,通常一般在 2 mm 以下(图 4-47),少数则达 2～3 cm,本组病例中最大者直径达 53.7 mm。

研究发现,由垂体外肿瘤分泌 ACTH 所引起库欣综合征(包括外源性

ACTH 综合征及异位 ACTH 综合征）的肾上腺增生远比垂体分泌 ATCH 引起的库欣综合征严重得多，有时可呈巨结节样，因此当结节体积较大时，考虑存在异位分泌 ACTH 的病灶。

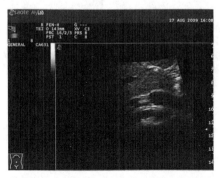

图 4-44　右侧结节样增生右侧肾上腺区可见多个椭圆形低回声增生结节

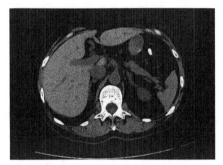

图 4-45　增生结节右侧多发的 CT 图像右侧肾上腺外侧支
可见多个大小不一的低密度椭圆形结节灶

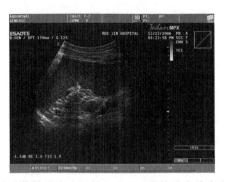

图 4-46　左侧肾上腺结节样增生该侧肾上腺呈弥漫性增大伴有多发低回声结节形成

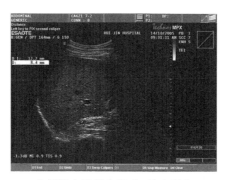

图 4-47　右侧肾上腺增生结节,最大径为 12.2 mm

(3)形状和边界:增生结节多呈椭圆形或类圆形,少数可呈分叶形,在本组超声成功探测的 19 例增生结节中,13 例呈椭圆形,4 例呈类圆形,仅 2 例呈分叶形,与之相符。增生结节周边多无高回声包膜回声,这与病理"增生结节无明确包膜"有关,但部分边界较清(图 4-48),可能与增生结节与周围脂肪的声阻差较大有关,另外本组病例中 8 例边界不清或欠清(图 4-49),其中 6 例位于左侧,提示右侧肾上腺区较好的超声探测条件可能与病灶边界显示亦有关。

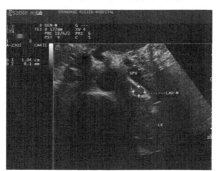

图 4-48　左侧肾上腺增生结节脾静脉后方可见一个边界清、具有高回声包膜的椭圆形低回声

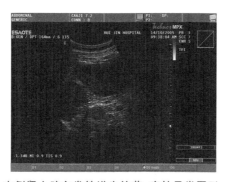

图 4-49　左侧肾上腺多发性增生结节,病灶呈类圆形,边界不清

(4)内部结构及回声:增生结节多呈低回声(图4-50),少数呈中等回声,几乎无高回声,这与结节由致密细胞和透明细胞构成且血管结缔组织含量较少相符。此外,增生结节内部回声分布多较均匀,至今亦未见结节内出现液化、囊性变或钙化的文献报道,即使是体积较大的病灶。本组病例中,19例病灶回声分布均较均匀,其中10例病灶呈低回声,余9例均为中等回声,未探测到明显的钙化灶或囊性变。

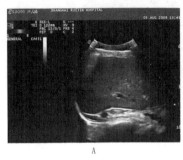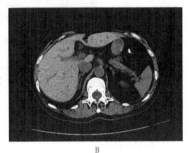

图4-50　右侧肾上腺增生结节声像图(A)上呈边界清楚、无包膜的均质低回声,平扫CT(B)显示其呈均匀密度

(5)周围组织:一般肾上腺增生结节体积较少,很少引起邻近组织器官受压而移位的现象。此外,增生结节可伴有同侧肾上腺皮质的增生,但超声检查时多数显示不清。另外,在结节样皮质增生伴库欣综合征患者中,皮下脂肪层回声、肾周围脂肪层回声和肾上腺周围脂肪团的回声均明显增厚,其中肾上腺周围脂肪呈网状中等或高回声,增生结节则由其所包绕。

(6)多普勒超声:增生结节为乏血管病灶,彩色超声几乎探测不到血流信号(图4-51)。本组19例病灶中无1例探测到血流信号,但这些病例病灶体积相对较小(最大者长径为57 mm),并不能排除随着结节的增长,在体积较大的病灶中可探测到血流信号。

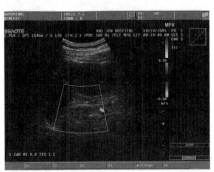

图4-51　左侧肾上腺增生结节彩色多普勒未探及血流信号

(7)超声造影：对本组行超声造影检查的 6 例肾上腺增生结节的初步分析发现，4 例内无造影剂灌注；2 例病灶内出现造影剂灌注，呈低强度、整体型灌注，灌注均匀，无灌注缺损。以上结果似可提示增生结节多数无造影剂灌注（图 4-52），而有灌注者病灶内部灌注强度不高，较均匀（图 4-53）。

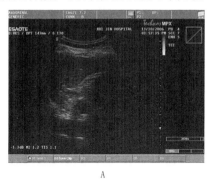 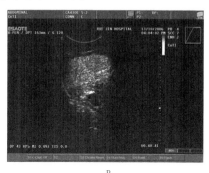

A   B

图 4-52　左侧肾上腺增生结节灰阶超声(A)及超声造影(B)表现，病灶内无造影剂灌注

此外，对造影剂灌注时间-信号强度曲线进行初步分析可发现：它与腺瘤相似，呈"上升支较平坦，达峰过程缓慢"表现，这与"肾上腺增生结节微血管超微结构与腺瘤较一致，无明显差异"相符，正因如此也就增加了术前与腺瘤的鉴别难度。但是本组资料病例较少，而且增生结节体积相对较大，可能意义不大。

3.促肾上腺皮质激素非依赖性大结节样肾上腺增生症

促肾上腺皮质激素非依赖性大结节样肾上腺增生症（AIMAH）是库欣综合征独特的亚型，发病率极低，最早由 Kirschner 等于 1964 年报道。其病因目前并不明确，有研究证实部分 AIMAH 是由精氨酸加压素体、抑胃肽受体等 ATCH 以外因素在肾上腺异常表达所致。目前 AIMAH 主要通过皮质醇增多症的临床表现、血浆皮质醇升高、ACTH 水平低下、大剂量地塞米松抑制试验不被抑制、影像学示双侧肾上腺大结节来诊断（部分结节直径可达 7.0 cm）（图 4-54），对于部分临床表现不典型的病例则赖于病理证实。

AIMAH 超声声像图表现特异性较高。我们诊断的 3 例 AIMAH 声像图均表现为双侧肾上腺明显增大，其内布满众多大小不一、紧密相连的椭圆形或类圆形肿块，连续扫查呈"葡萄串状"表现（图 4-55），上述肿块呈中等或中等偏低回声，大多边界较清，部分可见高回声包膜（图 4-56），亦可相互融合而呈"花瓣状"（图 4-57），彩色多普勒示少部分病灶可探及血流信号（图 4-58），血供不丰富。

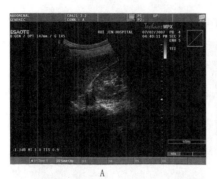
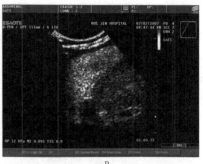

图 4-53　左侧肾上腺增生结节灰阶超声(A)及超声造影(B)表现,造影后病灶呈低强度灌注,较均匀

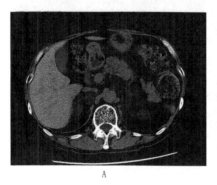
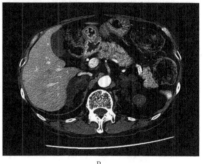

图 4-54　双侧肾上腺大结节样增生的 CT 图像平扫时(A)双侧肾上腺可见众多大小不一的低密度肿块,部分相互融合,增强后(B)呈低强度均质强化

(三)超声对肾上腺皮质增生的诊断价值

超声对肾上腺弥漫性皮质增生的诊断敏感性较差,仅可能对先天性皮质增生的患者具有一定诊断价值。有内分泌功能紊乱相关临床表现和实验室指标异常者,排除垂体性病变后,通常经过超声仔细地检查仍找不到占位性病灶时,应高度怀疑为肾上腺增生。此外,有些明显增厚的肾上腺并不一定是增生性疾病,肾上腺弥漫性出血、肾上腺感染性疾病(例如结核)、肿瘤性疾病(例如淋巴瘤)、先天代谢缺乏性疾病(例如先天性脂样肾上腺增生)等均可引起单侧或者双侧的肾上腺弥漫性增大,尤其是非霍奇金淋巴瘤,其发生率亦较高。因此,超声即使探测到双侧肾上腺弥漫性肿大,也必须结合临床表现和生化指标综合分析才能对弥漫性肾上腺皮质增生作出诊断。

结节样增生与肾上腺腺瘤类似,超声检查时受患者体型、腹部气体等影响较大,而且多数增生结节体积较小,超声检查敏感性较低,术后病理证实的直径(经

CT 测量)为 9～54 mm 的增生结节,超声探测的敏感性仅为 57.4%,此外,结节样增生多为多发,超声不能完全明确结节为单发或多发结节的数目。因此,超声仅可作为临床怀疑为皮质增生患者的一种筛查方法,多数研究认为皮质增生的影像学诊断主要依靠 CT、MRI,它们可明显提高肾上腺皮质结节样增生的诊断准确率,两者的敏感性分别为 93% 及 100%。

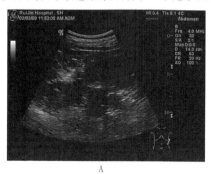
A

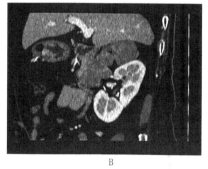
B

图 4-55　双侧肾上腺大结节样增生增生,结节大小不一、紧密相连,侧腰部超声冠状面扫查及 CT 冠状面重建图像均呈"葡萄串"状

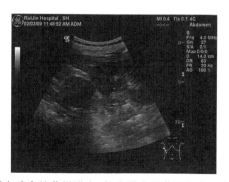

图 4-56　左侧肾上腺大结节样增生,部分增生结节可见高回声包膜,边界清楚

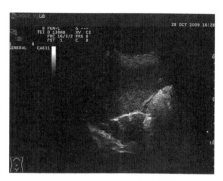

图 4-57　右侧肾上腺大结节样增生,增生结节相互融合而呈"花瓣状"

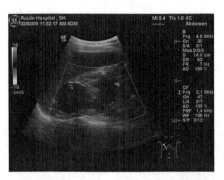

图 4-58　左侧肾上腺大结节样增生,彩色多普勒超声检查增生结节中可探及少许点状血流信号

肾上腺增生结节有时需与腺瘤鉴别,一般认为增生结节多发性、无包膜、体积较小、伴有肾上腺皮质增生的特征是与腺瘤的主要鉴别点,但 CT 有时亦很难对两者作出准确的鉴别诊断。在实际工作中超声对其与腺瘤的鉴别能力较差,首先超声并不能明确周边肾上腺是否存在皮质增生,其次超声部分位置深在的肾上腺病灶包膜显示并不理想,很难鉴别其有无包膜,超声对增生结节的漏诊率较高,也很难明确病灶是否多发。

总之,超声检查对肾上腺皮质增生的诊断价值有限,敏感性和特异性均较差,若结合临床和其他实验室检查结果,对寻找或鉴别皮质醇增多症、醛固酮增多症和肾上腺性症异常的病因有一定价值,阳性结果通常能肯定皮质增生或肿瘤,但阴性结果不能完全排除,应进一步检查。

(四)治疗原则

肾上腺皮质增生很少自发缓解。如果有皮质过度分泌功能的患者得不到恰当治疗,高皮质醇血症或醛固酮增多症引起的综合征将持续存在,治疗不够及时的话,即使之后经治疗皮质醇分泌降至正常,但有些临床表现已不能逆转。此外,两者引起的长期高血压可对心-脑-肾系统造成损害,严重心血管并发症常是本病致死的直接原因。

肾上腺皮质增生的治疗包括内科治疗及外科手术治疗。由垂体肿瘤所致的双侧肾上腺皮质增生者可行垂体肿瘤摘除术。对于内科治疗仍不能控制的高皮质醇血症或醛固酮增多症以及伴有肾上腺大结节增生的病例,可采用外科双侧肾上腺皮质增生切除术,包括双侧肾上腺全切除及一侧肾上腺全切除、另一侧次全切除两种术式,前者虽可以迅速控制病情,避免复发,但手术后须终身补充皮质激素,并易发生纳尔逊(Nelson)综合征;后者须严格控制残留肾上腺体积,一般应占全部肾上腺总重量的 5% 左右,残留过多,复发率高,而残留少则易出现肾上腺皮质功能不全或 Nelson 综合征。

(五)先天性肾上腺皮质增生

1.临床概述

先天性肾上腺皮质增生又名 Apert-Gallais 综合征,为隐性遗传病,多数发生在婴幼儿和儿童,女性约占 80%,是由于肾上腺皮质激素合成过程中所需酶的先天性缺陷所致,临床上已发现有 21-羟化酶,20,22-碳链裂酶,3β-羟类固醇脱氢酶,17,20-碳链裂酶等 6 种酶缺乏,其中在 21-羟化酶缺陷占发病的 95%,最近新生儿筛查统计,全世界 21α-羟化酶缺乏症发病率为 1/13 000。

患者临床表现取决于阻断酶的部位和缺乏的严重程度,每一种酶缺陷所造成的临床表现不完全相同,主要表现为不同程度的肾上腺皮质功能减退和外生殖器异常、单纯男性化、男性化伴失盐或高血压、低血钾以及性腺发育不良等类型,还可以产生皮肤黏膜色素沉着。此外,部分患儿若未能及时诊断及处理,可因严重脱水、电解质紊乱而死亡。

病理上,先天性肾上腺皮质增生的腺体呈弥漫性或结节状增生,增生的肾上腺一侧平均重达 15 g,有包绕肾上极趋势,表面呈脑回状或结节状。

另外,睾丸肾上腺残留肿瘤是一种并发于先天性皮质增生的一种较特殊的疾病,它首先由 Wilkins 等于 1940 年提出,是由睾丸内残留肾上腺组织(胎儿发育时随泌尿生殖嵴下移的异位肾上腺组织)受 ACTH 刺激增生而形成的,具有 ACTH 依赖性的,在持续性 ACTH 高水平时体积增大,而在使用糖皮质激素治疗后变小,并可检测到肾上腺皮质细胞内特异性酶(例如 11β-羟化酶)。该病多发生于先天性肾上腺皮质增生男性患者,发病率并不明确,为 0~50%,甚至一项纳入青春期及年轻成年男性的研究发现,该病发病率高达 94.1%,提示在年轻患者可能较常见。CAH 患者中,肾上腺残留肿瘤可损害精子发生及睾丸内分泌功能,甚至导致不孕。另外,也有部分患者的病灶并不被地塞米松抑制。

2.先天性肾上腺皮质增生的超声表现及超声诊断价值

超声对新生儿或胎儿肾上腺探测敏感性较高(右侧接近 100%,左侧约 98%),因此对 CAH 早期诊断意义重大。患 CAH 时,新生儿、早孕晚期或中孕早期胎儿双侧肾上腺呈弥漫性肿大,部分可呈三角形,边界清楚,呈均质低回声,高频超声下部分内部呈脑回状结构,增生的腺体内可见血流信号,并可检测到动脉频谱。研究发现肾上腺体积明显肿大是超声诊断 CAH 的重要指标。国外学者研究发现,虽然少数先天性肾上腺增生的婴儿肾上腺体积可能正常或位于临界值(该研究内为 1/6),平均长度为 20 mm 或以上,宽度为 4 mm 或以上者强烈提示 CAH 这一诊断,Bryan 及 Al-Alwan 等亦有如此结论。

而在年龄较大的患儿或成人中,CAH 往往因治疗后肾上腺腺体组织趋于正常,超声较难明确(图 4-59)。仅部分患者因治疗效果欠佳或相关酶缺陷程度较轻致临床症状不明显导致初诊较晚,而可在该年龄阶段探测到增大的腺体(图 4-60),但较少见。

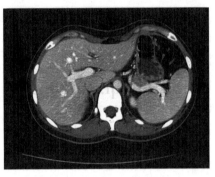

图 4-59　先天性皮质增生(21-羟化酶缺陷)治疗后患者,女,20 岁,双侧肾上腺大小趋于正常

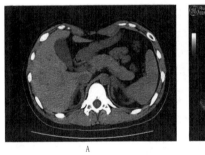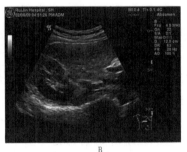

图 4-60　先天性肾上腺皮质增生(21-羟化酶缺陷)初诊患者,女,22 岁,
平扫 CT(A)及超声图像(B)显示双侧肾上腺呈弥漫性肿大

须注意的是,在 CAH 男性患者中,推荐同时行睾丸的超声检查,评估肾上腺残留肿瘤的存在。研究发现超声可检测到非常小的病灶(直径为 2 mm),敏感性明显优于触诊,目前关于睾丸肾上腺残留肿瘤超声表现的文献较少,大多文献认为其典型超声图像呈双侧多发的椭圆形低回声,2003 年 Nike 等对其超声进行了详细的探讨,该研究在 16 例 CAH 患者中共探测到 31 个病灶,超声表现如下:16 例 CAH 患者中 10 例为双侧发病,6 例为单侧发病(5 例位于左侧,1 例位于右侧)。病灶均位于纵隔附近,病灶大小为 2~40 mm,11 个病灶边缘模糊,结节的内部回声与病灶大小相关,20 个最大径<2 cm 的病灶中,17 个病灶为低回声(图 4-61),2 个病灶为低回声夹杂高回声(图 4-62),1 个病灶为高回声。

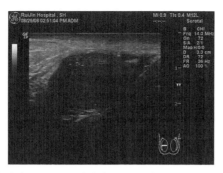

图 4-61　右侧睾丸肾上腺残留肿瘤睾丸实质内可见 2 个相邻的低回声团块

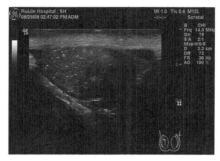

图 4-62　右侧睾丸肾上腺残留肿瘤病灶呈夹杂高回声的低回声团块外

11 个最大径＞2 cm 的病灶均为夹杂高回声的低回声

大多数病灶乏血供,但其中 4 个最大径≥1.8 cm 的病灶彩色多普勒探测到较丰富血流,血流呈中央型,血管粗细较均匀,走行较直。

总之,睾丸肾上腺残留肿瘤位于睾丸纵隔附近是其特征之一,它们可能从多发的小低回声结节发展至融合性、较大的、分叶形的夹杂高回声的低回声病灶,其中高回声可能是由纤维化或者钙化而形成的(图 4-63)。

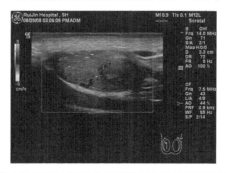

图 4-63　睾丸肾上腺残留肿瘤彩色多普勒超声探及病灶周边少许血流信号

总之,超声不仅有助于 CAH 的早期诊断、早期治疗或者女性假两性畸形的病因诊断,可避免新生儿失盐及脱水的发生,同时也可对皮质激素治疗疗效进行监测。研究发现胎儿CAH明确诊断后,母体服用皮质激素治疗后,胎儿假两性畸形不再进展,增生的肾上腺腺体亦进行性缩小,甚至在出生时可至正常范围。而睾丸肾上腺残留肿瘤可损害患者的生育功能,早期发现、适当治疗是极其必要的,因此推荐男性CAH患者均应早期、定期行睾丸超声检查,用于早期的监测及治疗预后的评估。睾丸肾上腺残留肿瘤的首选治疗方法为皮质激素强化治疗,可缩小病灶体积,当睾丸肾上腺残留肿瘤对激素治疗无反应时,须进行局部病灶的摘除术。

第五章

运动系统超声诊断

第一节　肌肉疾病

一、超声检查技术

(一)患者准备

检查前患者无须特殊准备。

(二)体位

根据实际检查的肌肉解剖位置,以最大限度显露扫查区域和患者肢体舒适为原则。如对腘绳肌的扫查,患者采用俯卧位;而对上肢肌肉的扫查,患者采用坐位即可。

(三)仪器

高频线阵探头(5～10 MHz)基本满足全身各部位肌肉病变的超声检查。臀部肌肉位置相对较深,有时需要改用凸阵探头。

(四)检查方法

(1)肌肉超声检查要求进行连续系列扫查,即沿肌纤维方向进行长轴扫查,然后沿垂直肌纤维方向进行短轴扫查。扫查范围要涵盖整个肌肉,特别是肌肉、肌腱连接处,以免漏诊小的肌肉撕裂。扫查过程中,观察肌外膜的连续性和完整性,肌纤维的走行和连续性,记录肌肉的回声。判断肌肉回声异常与否,多与对侧肌肉比较或与邻近其他肌肉比较。如果肌肉内出现结节,则需要多切面扫查,判别结节与肌肉及肌肉内部血管、神经结构的关系,记录结节在三个方位上的径线。

（2）动态观察：怀疑细小撕裂或肌疝时，可以在肌肉收缩-舒张动态活动过程中判别。

（3）彩色多普勒血流成像检查：观察肌肉及结节内血流信号的分布和丰富程度。

二、正常超声表现与正常值

肌肉外面包被着深筋膜形成的肌外膜，呈层状强回声结构，厚度因肌肉部位不同而有所变化。肌纤维本身超声无法分辨，声像图所能显示的为肌束结构，呈低回声，受各向异性伪像干扰，其回声强弱有所变化。长轴切面各肌束彼此排列有序，并按照肌肉的解剖结构平行排列、羽状排列或半羽状排列，肌束与肌束之间由纤维脂肪隔形成断续的线状强回声；短轴切面，肌束被纤维脂肪隔分成不规则的多边形。在纤维脂肪隔内，有时可显示血管结构（图 5-1，图 5-2）。分辨力高的彩色多普勒超声仪显示肌肉内散在分布的点状、条状血流信号。

三、常见疾病的超声诊断

（一）肌肉牵拉伤

1.诊断要点

（1）患者多有急性外伤史，如突然发力或转换体位。

（2）急性肌肉牵拉伤多累及解剖空间上跨越两个关节的肌肉，如小腿三头肌的腓肠肌内侧头、腘绳肌、股直肌等。

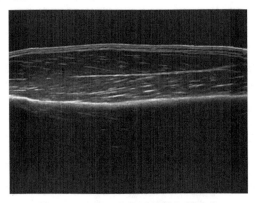

图 5-1　正常胫骨前肌长轴切面声像

显示肌肉整体为低回声，肌肉中央可见清晰的中央腱膜强回声，周围的肌束呈羽毛状排列在腱膜两边。肌束之间的纤维脂肪隔呈断续的强回声

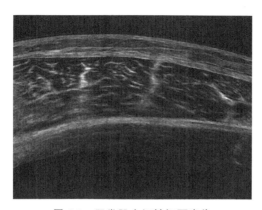

图 5-2 正常肌肉短轴切面声像

显示肌束呈不规则的多边形,周围由纤细的纤维脂肪隔强回声围绕

(3)牵拉损伤处肌肉肿胀,肌束与肌外膜或肌腱连续性中断,依据损伤的程度,局部肌肉可以表现为单纯肿胀,而无明显断裂和血肿。也可呈现部分或完全断裂,断端填充血肿(图 5-3)。如果牵拉的应力发生在肌肉与肌肉之间,形成剪切力,往往造成穿越肌肉筋膜的小血管完全断裂,此时,肌肉本身的撕裂可能并不明显,而是在肌间隙处形成大量血肿(图 5-4)。

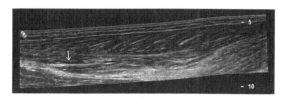

图 5-3 股二头肌牵拉伤声像

声像图显示局部肌肉肿胀,肌束与腱膜连接处连续性中断,并见少量无回声(↓)。由于撕裂范围较小,并未形成明显血肿

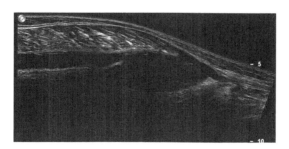

图 5-4 小腿三头肌牵拉伤声像

声像图显示腓肠肌内侧头局部未见明显撕裂,于腓肠肌与比目鱼肌之间可见大量血肿形成的无回声,提示牵拉发生在肌肉之间,大量出血聚集在肌间隙

2.鉴别诊断

肌肉牵拉伤的超声表现非常直观,结合病史,往往可以明确诊断,根据肌肉撕裂的范围还能够进行程度分级。超声诊断的困难在于明确撕裂肌肉的名称,多需要结合解剖位置,并与健侧反复比较得出。

(二)骨化性肌炎

1.诊断要点

(1)80%的患者见于下肢及骨盆肌肉,股中间肌最常见。外伤是重要的易感因素,但部分患者外伤史不详。

(2)外伤后3~4周出现,骨化沿肌纤维走行方向分布,急性期局部血流信号丰富。受累肌肉局部质硬,压痛明显。

(3)骨化出现前期,声像图表现为局部肌肉结构紊乱,呈不规则的低回声。一旦骨化出现,进展迅速,呈现为肌肉内斑片状强回声,局限于肌肉损伤区域。

2.鉴别诊断

骨化性肌炎主要应与骨肿瘤鉴别,超声扫查时,应多方位调整探头,显示深方的骨皮质结构。若骨皮质连续性完整,骨膜无增厚,则可与皮质旁骨肉瘤鉴别。超声显示不清时,需要CT扫描进一步明确。

第二节　肌腱疾病

一、超声检查技术

(一)患者准备

检查前患者无须特殊准备,需暴露相应区域。

(二)体位

根据实际检查的肌腱解剖位置,以最大限度显露扫查区域和患者肢体舒适为原则。主要肌腱的超声检查应该调整肢体位置,使肌腱呈紧张状态,利于超声检查。大部分肌腱无须特殊体位即可直接扫查,部分肌腱则对体位要求较高。

下面以肩关节周围肌腱为例进行说明：患者坐于可以调节高度的旋转椅，这样只需简单的转动座椅就可以完成肩部各部分的检查。检查者先面向患者，从肩关节前面和内侧面开始，通过旋转座椅再依次检查外侧面和后面。肩关节周围肌腱超声检查主要包括肩袖和肱二头肌长头肌腱。

1.肱二头肌长头肌腱

肘关节屈曲 90°，手掌面向上，上臂贴于胸壁并轻微内旋。

2.肩胛下肌腱

肘关节屈曲 90°，肘部紧贴侧胸壁，肩关节外旋位，并做前臂旋后动作。

3.冈上肌腱

冈上肌腱的检查可有两种体位。第一种是患者上肢置于身后，屈肘，肘尖尽量指向人体后正中线，手掌贴于腰部，该体位更易于显示肌腱-肌肉连接处。第二种体位是使患者肩关节尽可能内旋，屈肘同时前臂后伸，手背紧贴对侧的后背，肘部紧贴外侧胸壁，肘窝与胸壁不留空隙。这种体位使冈上肌腱更多地移向前方，适于检查者坐于患者正对面检查。

4.冈下肌腱和小圆肌腱

受检侧手放在对侧肩上，肘部贴近胸壁，检查者坐于后方或侧方。

（三）仪器

高频线阵探头(5~10)×10⁶ Hz 适于全身各部位肌腱病变的超声检查。手部，特别是手背伸肌腱位置浅表且纤细，需采用更高频率探头。

（四）检查方法

(1)肌腱的超声检查要求进行连续系列扫查，即首先从相应的肌肉位置开始，探头逐渐移行至肌腱区，这样使得肌腱更加容易识别，也不容易漏诊肌肉肌腱连接处病变。扫查过程中，注意在长轴和短轴两个方向上观察肌腱的回声和结构，注意肌腱辅助结构的形态和回声异常，这些辅助结构包括腱鞘、肌腱旁滑囊、肌腱旁体以及籽骨。

(2)动态观察：在肌肉收缩-舒张动态活动过程中判别肌腱活动顺畅度，明确有无腱鞘狭窄，肌腱有无细小撕裂。此外，相应关节做内收、外展、屈曲、伸展等活动，观察关节周围肌腱的稳定性，判断肌腱有无脱位。

(3)彩色多普勒血流成像检查：观察病变区肌腱内血流信号的分布和丰富程度。注意，评价肌腱内血流信号时，应使肌腱处于松弛状态。

二、正常超声表现与正常值

肌腱由致密的胶原纤维规则排列而成,尽管不同的肌腱形态有差异,但是肌腱内部均呈层状排列的强回声结构,短轴切面则为点状强回声结构。肌腱的各向异性伪像非常明显,表现为肌腱回声夸张性减低,扫查过程中注意随时调整探头与肌腱之间的夹角,使声束尽量垂直所观察的肌腱,此时肌腱呈现正常的强回声结构特征(图 5-5,图 5-6)。正常肌腱内无血流信号显示。正常肌腱的腱鞘、肌腱周围的滑囊不易显示,偶尔可见少量无回声,深度<2 mm。

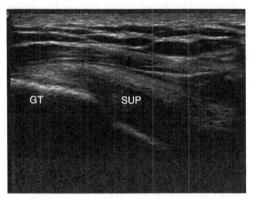

图 5-5　肌腱的各向异性伪像

冈上肌腱(SUP)长轴切面声像图,显示肌腱在肱骨大结节(GT)附着处呈强回声,同一肌腱的后半部分(SUP)由于各向异性伪像呈低回声

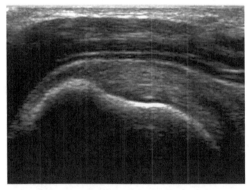

图 5-6　肌腱各向异性伪像的识别

通过调整探头与肌腱之间的角度,图 5-5 所示的肌腱回声减低区回声增强,显示为正常的肌腱结构

人体各部位肌腱厚度见表 5-1。

表 5-1　正常成人肌腱厚度正常值范围

髌腱	3～6 mm
跟腱	4～6 mm
肱二头肌长头腱	4～6 mm
跖腱膜	2～3 mm
指伸肌腱	1～1.5 mm

三、常见疾病的超声诊断

(一)腱鞘炎

1.诊断要点

(1)发生在有腱鞘的肌腱,主要在手腕及踝关节周围的肌腱。患者多有明显的局部疼痛,狭窄性腱鞘炎伴发肌腱活动障碍。

(2)声像图显示肌腱周围的腱鞘积液,呈环形无回声环绕肌腱(图 5-7)。慢性期,腱鞘滑膜增厚,呈低至中等回声(图 5-8)。动态观察可以显示肌腱与腱鞘之间存在滑动阻碍。

(3)增厚的腱鞘内血流信号增多。

2.鉴别诊断

腱鞘炎的超声诊断非常直观。在超声检查中,首先,要鉴别腱鞘积液与腱鞘滑膜增厚,均匀增厚的滑膜回声酷似积液,此时采用探头加压和彩色多普勒血流成像检查能够明确判断。其次,超声对腱鞘炎的病因诊断并无特异性,需要结合病史。

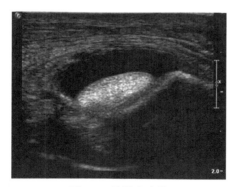

图 5-7　腱鞘炎声像

肌腱短轴切面显示肌腱周围包绕着明显的无回声腱鞘积液

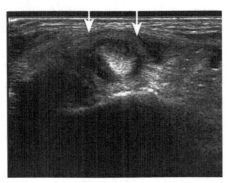

图 5-8　慢性腱鞘炎声像

肌腱短轴切面声像图显示肌腱周围腱鞘滑膜增厚(↓),呈环形低回声包绕在肌腱周围

(二)肌腱病

1.诊断要点

(1)多为慢性肌腱退行性变,随年龄增长,发病率增加,常累及肌腱末端附着处,因此亦称为肌腱末端病。

(2)体检触诊肌腱质硬,局部按压痛。

(3)灰阶超声显示肌腱局部肿胀,回声减低,内部结构不清晰或消失。肌腱内可见钙化强回声,肌腱附着处的骨表面也可伴发破坏,骨赘形成(图 5-9,图 5-10)。

(4)彩色多普勒血流成像显示肌腱局部血流信号增加,具有辅助诊断价值。

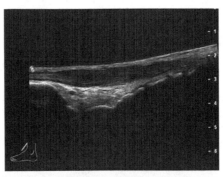

图 5-9　肌腱病声像

胫骨前肌腱长轴切面声像图,显示肌腱明显肿胀,增厚,回声减低

2.鉴别诊断

在超声诊断肌腱病的基础上,应主要判别肌腱内是否存在小的撕裂,采用多切面扫查、加压扫查能够发现肌腱病可能合并的腱体内小撕裂。对于肌腱病的病因,除慢性劳损退行性改变外,类风湿、痛风等都是常见病因,诊断需结合临床表现。

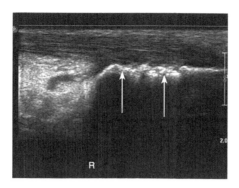

图 5-10 肌腱末端病声像

右侧跟腱末端长轴切面声像图,显示肌腱跟骨附着处肿胀,回声减低,箭头
所示跟骨表面骨皮质合并骨质破坏

(三)肌腱撕裂

1.诊断要点

(1)青壮年好发,多有急性运动创伤史,患者多自述撕裂瞬间听到"喀"声或
感觉患肢局部被踢打。

(2)老年肌腱撕裂患者发病相对隐匿,患者多因肌腱撕裂后,肌肉挛缩形成
的肿物就诊。

(3)长轴切面是判断肌腱撕裂范围的重要切面,声像图显示肌腱连续性中
断,断端填充血肿、肌腱周围脂肪等(图 5-11)。短轴切面对于发现部分撕裂非常
重要。

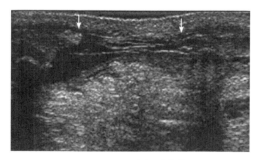

图 5-11 跟腱断裂声像

跟腱长轴切面声像图,显示跟腱连续性中断,箭头所指为跟腱的两断端,断
端间填充不规则的无回声和条索状强回声

(4)对于肌腱断端不明显的患者,在超声实时扫查条件下进行肌腱的动态观
察,如果肌腱活动连续性缺失,则支持肌腱完全性断裂。

2.鉴别诊断

主要鉴别肌腱的部分撕裂和完全撕裂,多切面扫查和动态观察是诊断的关键。

第三节　韧带疾病

一、超声检查技术

(一)患者准备

检查前患者无须特殊准备。

(二)体位

根据实际检查的韧带解剖位置,以最大限度显露扫查区域和患者肢体舒适为原则。例如,膝关节的韧带主要是膝关节内、外侧副韧带。检查内侧副韧带时患者仰卧位,轻度屈膝,髋及膝关节轻度外旋,或取侧卧位检查。而检查外侧副韧带时则需要髋及膝关节轻度内旋,或取侧卧位检查。踝关节的韧带非常多,主要的几条韧带扫查体位要求包括:首先患者取坐位,屈膝,足底平置于检查床。①距腓前韧带的扫查:踝关节轻度内旋,内收,使胫腓前韧带处于紧张位以利于显示;②内侧三角韧带:踝关节背屈,探头一端指向内踝下缘,另一端分别指向足舟骨、距骨和跟骨,可分别观察胫距韧带、胫跟韧带和胫舟骨韧带的长轴声像图;③跟腓韧带:踝关节内旋、内收。探头上端置于外踝骨下缘(尖部),下端轻度后斜,指向跟骨。

(三)仪器

高频线阵探头$(5\sim10)\times10^6$ Hz能够满足全身各部位韧带的超声检查。

(四)检查方法

(1)韧带的超声检查对扫查手法要求比较高,扫查过程中强调多切面扫查,同时与健侧比较。

(2)动态观察:韧带的微小撕裂,可以在避免加重损伤的基础上,适当活动关节,增加关节间隙,使得细小撕裂更加明显,利用诊断。

(3)彩色多普勒血流成像检查:韧带损伤时血流信号往往增加。

二、正常超声表现与正常值

韧带的正常声像图表现与肌腱类似,长轴切面呈层状强回声,根据位置不同,薄厚变化很大。如膝关节内侧副韧带较薄(图5-12),而内踝处的胫距韧带,呈肥厚的三角形(图5-13)。

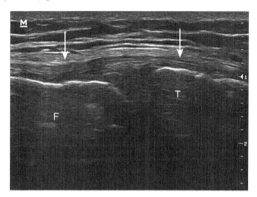

图5-12 膝关节内侧副韧带长轴切面声像

显示韧带贴附于股骨(F)和胫骨(T)表面,韧带呈层状强回声(↓)

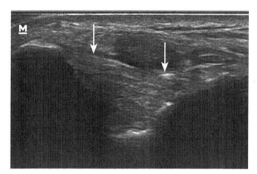

图5-13 胫距韧带长轴切面声像

显示韧带(↓)呈三角形的强回声结构

三、韧带撕裂的超声诊断

(一)诊断要点

(1)患者外伤史明确,往往同时合并其他软组织损伤。

(2)根据撕裂的程度不同,可以分为部分撕裂和完全撕裂。

(3)膝关节内侧副韧带撕裂最容易诊断,声像图显示韧带肿胀,回声不均匀。不完全撕裂主要累及韧带深层,声像图表现为形态不规则,回声减低,由于出血可出现不规则的无回声(图5-14)。当超声表现不典型时,应注意与健侧比较观察。合并股骨内侧髁撕脱骨折时,肿胀韧带内可见骨质碎片,呈强回声伴声影。完全撕裂时,韧带连续性中断,断端裂口处可见无回声积液或血肿。陈旧性内侧副韧带撕裂主要表现为韧带近端股骨附着处韧带内出现大小不等的不规则钙化强回声伴声影(图 5-15)。

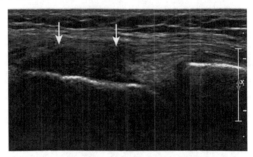

图 5-14　膝关节内侧副韧带部分撕裂声像

膝关节内侧副韧带部分撕裂,膝关节内侧副韧带长轴切面声像图显示韧带局部肿胀,回声减低(↓),内部结构缺失,但韧带表面结构连续性完整,符合部分撕裂

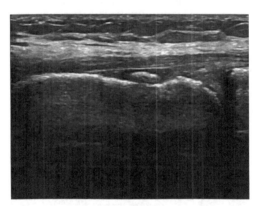

图 5-15　膝关节内侧副韧带陈旧性撕裂声像

膝关节内侧副韧带陈旧性撕裂,韧带长轴声像图显示韧带无明显肿胀,但深方可见撕脱骨片

(二)鉴别诊断

韧带撕裂诊断的同时,应注意不要遗漏其他软组织的合并损伤。位置较深,关节内部的结构,可能需要 MRI 帮助明确诊断。

第四节　骨、软骨及关节疾病

一、超声检查技术

(一)患者准备

检查前患者无须特殊准备,对于局部包扎敷料的患者,需去除敷料,充分暴露。

(二)体位

根据不同关节扫查的需要和便于操作,而取不同体位。必要时采用不同角度的屈曲、内收、外展、抬高或内外旋(翻)位等。四肢关节伸直位便于长轴扫查。

(三)仪器

首选$(5\sim10)\times10^6$ Hz 高频线阵探头,对于深部软组织、骨及关节(如髋关节)以及关节屈侧声窗受限时可选用$(3\sim5)\times10^6$ Hz 凸阵探头。

(四)检查方法

采用直接扫查法。手指小关节、关节骨缘明显突起的关节,探头与皮肤间可多敷耦合剂凝胶或加垫导声垫。

骨、关节的扫查特别要求遵循一定的扫查顺序,以关节为例,除重点关注临床提出的检查要求外,还应按关节的内、外、前、后各方面有序地进行多方位分段扫查。另外,对于骨、关节周围软组织的扫查不容忽视。

二、正常超声表现与正常值

四肢关节形态、大小不同,但多数为滑膜关节,基本解剖结构一致,因此有共同的声像图表现:关节面表面被覆的透明软骨为均匀薄层低回声,完整连续、厚度一致,其厚度在成人指关节为 0.4～1.0 mm,在膝、髋关节为 2 mm 左右。关节面骨皮质为光滑的强回声。关节间隙或隐窝可含少量关节液呈无回声,关节囊壁为条带样高回声,其内滑膜层甚薄不易被超声显示。关节隐窝脂肪组织及关节内脂肪垫为高回声。关节周围均有各自的肌腱、韧带和肌肉包裹。

由于骨骼与周围软组织之间的强声阻抗差,超声仅能显示骨皮质,骨皮质表面的正常骨膜参与声界面形成,但不能明确辨别。骨皮质深方的髓质及髓腔内部结构不能显示。正常骨皮质连续性良好、平直光滑,呈致密的强回声带后伴声影。骨骺端膨大,表面覆盖透明软骨。

婴幼儿及青少年骨发育过程中,骨化不完全,骨化中心周围的软骨性骨骺及骺板显示为低回声,骨化区为强回声结构,表面形态可极不规则,不要误认为骨质破坏。

三、常见疾病的超声诊断

(一)关节积液与滑膜增厚

1.诊断要点

(1)滑膜关节的滑膜层受到各种原因的刺激,滑液生成与吸收平衡打破,即可出现关节积液和关节滑膜的增厚。关节积液的病因很多,主要原因可以用英文单词 CRIT 进行记忆。C 即 crystal,代表痛风尿酸结晶沉积所致关节滑膜炎症;R 即 rheumatoid,代表类风湿等一类疾病;I 即 infection,代表感染所致关节滑膜炎症,临床相对少见;T 即 trauma,代表急、慢性损伤导致的关节积液与滑膜增生。

(2)关节积液的超声检查要点是观察关节隐窝,部分正常关节隐窝可以存在少量无回声液体,但是液深在 2 mm 以内。正常滑膜无法显示,只能显示关节隐窝处的脂肪垫。主要关节积液的扫查部位:①肩关节积液液体受重力影响主要分布于肱二头肌长头腱鞘、后隐窝和腋下隐窝(图 5-16);②肘关节由前部或后部探查积液,将肘关节保持在 45°屈曲位可使积液由关节前部间隙移至鹰嘴隐窝,利于积液的观察;③髋关节积液首先出现在关节前隐窝,即关节囊股骨颈附着处(图 5-17);④膝关节积液多首先出现在髌上囊内,髌上囊在股四头肌腱远端的深方与股骨之间,其远段位于髌上脂肪垫与股骨周围脂肪垫之间;⑤踝关节积液主要扫查踝关节前隐窝。

(3)关节积液的声像图表现多样,可以为单纯的无回声,也可在无回声内出现条索状强回声及点状中等回声。合并出血、骨折时,液体也可呈现分层表现。

(4)增厚的关节滑膜多为中低回声,有时不易与积液鉴别。

(5)彩色多普勒血流成像显示增厚滑膜上的血流信号,有利于判别滑膜炎症程度。

2.鉴别诊断

(1)超声发现关节隐窝积液敏感,少量积液时,双侧对比扫查能够帮助明确。

(2)鉴别关节积液与滑膜增厚,可以采用探头加压的方法。关节积液在探头加压时,通常被挤压出探头平面,而增厚的滑膜仅仅发生少许形变。此外,彩色多普勒血流成像显示滑膜内的血流信号,也可与积液鉴别。

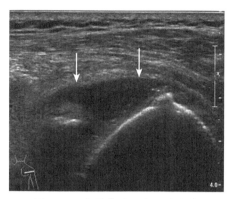

图 5-16　肩关节后隐窝积液声像

探头与右肩关节后隐窝处横截面声像图,显示后隐窝处明显积液,呈低回声(↓)

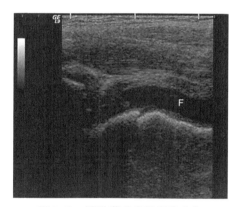

图 5-17　髋关节前隐窝积液声像

沿股骨颈长轴切面扫查,显示髋关节前隐窝内无回声积液(F)

(3)对于关节积液的病因,单纯超声表现往往无法判别,需结合临床资料。必要时可行超声引导下积液抽吸,一方面减轻关节压力,缓解患者症状,另一方面可送实验室检查,明确病因。

(二)关节周围囊肿与滑囊炎

1.诊断要点

(1)关节周围囊肿在手腕、足踝区最常见,多为可触及的质韧肿物。滑囊炎在肘、膝关节附近较常见,创伤性滑囊炎多有外伤病史。

(2)关节周围囊肿多为外形不规则的无回声囊肿结构,边界清晰,深方有时可见细窄的窦道与关节腔相延续。内部可出现条索状强回声或点状中等回声。如果合并陈旧出血,也可酷似实性肿物。

(3)腘窝囊肿,又称 Baker 囊肿,属于滑膜囊肿,为腓肠肌内侧头与半膜肌之间的滑囊积液形成,多与膝关节腔相通。成人腘窝囊肿的最常见原因是膝关节的骨关节炎,而儿童和青少年则主要为特发性青少年关节炎,一般可自愈。

无论腘窝囊肿的外形、位置及内容物如何,囊肿总有一颈部自腓肠肌内侧头与半膜肌之间突出,这是超声诊断的关键(图 5-18)。体积较大的腘窝囊肿可发生破裂,超声表现为囊肿失去圆钝饱满外形,破裂处局部凹陷,探头追踪扫查常可见液体外渗至肌肉间隙。

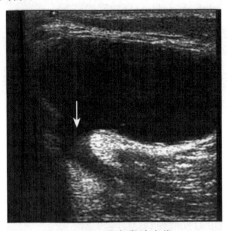

图 5-18　腘窝囊肿声像

腘窝横截面声像图显示软组织深方囊状无回声结构,囊肿深部可见

一颈部(↓)位于腓肠肌内侧头与半膜肌腱之间

由于腘窝囊肿破裂,囊液外渗导致周围组织继发炎症反应,引起小腿肿胀、疼痛,临床表现类似急性小腿深静脉血栓形成。同时,较大腘窝囊肿压迫静脉回流又会引起深静脉血栓。因此,超声检查腘窝囊肿应常规扫查小腿深静脉。

(4)滑囊炎声像图表现为关节周围固有滑囊积液扩张,正常滑囊超声不易显示,如有少量液体,其深度<2 mm。一旦液体较多即可诊断为滑囊炎。滑囊滑膜增生时,声像图显示滑膜增厚,囊内出现多少不等的中等回声(图 5-19)。

(5)关节周围囊肿内无血流信号,滑囊炎合并滑膜增生时,往往局部血流信号丰富。

2.鉴别诊断

关节周围囊肿临床称为滑膜囊肿或腱鞘囊肿,常贴附于肌腱、肌肉或关节囊旁。一般认为滑膜囊肿源于关节囊、腱鞘、滑囊等结构,而腱鞘囊肿源于软组织的退行性变。也有理论认为关节滑囊向外疝出增大,呈囊状突出至关节附近,由于此时囊肿内表面为滑膜层,因此被称为滑膜囊肿。当囊状疝出逐渐增大后,逐渐与关节滑囊脱离,内含液体则吸收浓缩,囊壁滑膜细胞退行性变,此时则形成腱鞘囊肿。病理上两者的主要区别在于滑膜囊肿囊壁上内衬滑膜上皮,囊腔内多为滑膜液;而腱鞘囊肿囊壁由纤维组织形成,无上皮被覆,腔内为无定形的黏稠胶状物。

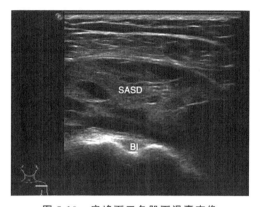

图 5-19 肩峰下三角肌下滑囊声像

肩关节前面横截面声像图,显示肩峰下三角肌下滑囊(SASD)明显

扩张,内部充满中等回声,滑囊覆盖在肱二头肌长头腱(BI)

滑囊炎的诊断主要依靠滑囊的解剖位置判断,对于引起炎症的病因,需要结合临床。

第五节 肌肉骨骼系统相关常见软组织肿物

一、超声检查技术

(一)患者准备

软组织肿物超声检查前无须特殊准备,检查时充分暴露检查部位,可先触诊获得肿物位置和深度的初步印象,以便更准确地选择适当的探头频率和扫查条件。

(二)体位

根据肿物发生部位选择不同的体位,以充分显露病变区为原则。

(三)仪器

高频线阵探头$(5\sim10)\times10^6$ Hz基本上满足大多数软组织肿物的超声检查,

对于手指、接近皮肤的肿物,可能需要更高频的探头,同时扫查时应过量涂抹耦合剂,增加声窗。反之,对于位置深在、体积较大的肿物,则需反复切换高频探头和低频探头,在获得肿物细微声像图特征的同时,了解肿物整体的分布情况。

(四)检查方法

软组织肿物的超声检查采用直接扫查法,除要求多切面观察病变结构外,更强调对比扫查和动态扫查:对比扫查即肿物与肿物周围正常区域比较,患侧与健侧比较;动态扫查包括探头加压观察肿物的可压缩性,改变肢体位置观察肿物的形态变化以及肢体运动过程中肿物与周围结构有无粘连。

软组织肿物的超声检查中应特别注意判断病变的局部解剖层次关系。很多软组织占位性病变具有相似的声像图表现,最终的诊断往往根据其解剖位置确定。此外,进行浅表软组织肿物内血流信号检测时,探头应尽量减少压迫,保持探头刚好和体表接触。

二、正常超声表现与正常值

软组织指体内非上皮性的、骨外组织结构的总称,但不包括各器官的支持组织和造血细胞或淋巴组织。包含了纤维组织、脂肪组织、骨骼肌、血管和淋巴管以及外周神经系统。软组织涵盖范围广泛,自皮肤深方与骨之间均为软组织结构。

(一)皮下组织

皮下组织也称皮下脂肪或浅筋膜,由含有脂肪的疏松结缔组织构成。将皮肤连接于深部的深筋膜或骨。皮下组织的厚度随脂肪含量的多少而不同。声像图表现为较均匀的低回声,内部可见网状分布的线样强回声,代表结缔组织分隔。分隔走行大部分与皮肤平行或略倾斜。置探头,被压瘪的皮下浅静脉能够被显示,呈位于分隔内的椭圆形或长条形无回声结构。在探头频率足够高($>12 \times 10^6$ Hz)的情况下,仔细分辨可见浅静脉旁的细小皮下神经断面结构,呈筛网状表现。正常情况下,结缔组织分隔内的淋巴管不能被显示。

(二)外周神经

外周神经长轴切面声像图表现为多发的相互平行的低回声束,其内可见不连续的强回声分隔(图 5-20);短轴切面表现为多发小圆形低回声束,周边为强回声线包绕形成网状结构(图 5-21)。对应的组织学检查表明:低回声束代表神经结构中的神经纤维束,强回声线为包裹在神经纤维束周围的神经束膜。这种束状结构在大多数的外周神经均可见到,探头频率越高,其束状结构越清晰。当探头频率较低、神经受挤压（如穿越神经孔、骨纤维管等狭窄空间时）、神经位置深在或神经较纤细时，这种束状结构可变得模糊不清，甚至仅表现为带状低回声。

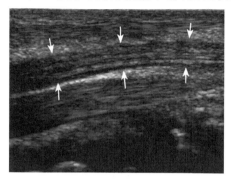

图 5-20　正常神经长轴切面声像

前臂纵断面扫查，正中神经长轴切面呈强弱回声带交替分布的带状结构

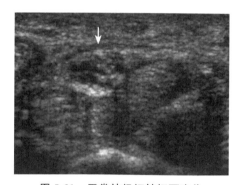

图 5-21　正常神经短轴切面声像

腕部横截面声像图，显示正中神经（↓）短轴切面，为椭圆形结构，内部回声呈筛孔样表现

三、常见疾病的超声诊断

（一）表皮样囊肿

1.诊断要点

（1）易受外伤或摩擦的部位，如臀部、肘部、胫前、注射部位。

（2）边界清晰的圆形或椭圆形低回声病变，紧邻皮肤，甚至局部表面皮肤变薄。由于表皮不断生长角化，典型者内部回声呈"洋葱皮"样排列或见环形钙化，并见裂隙状无回声（图 5-22）。体积较大者可合并破裂及感染，探头加压内部可见流动征象。

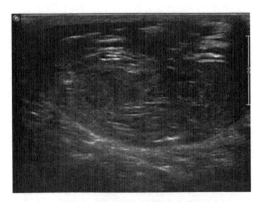

图 5-22 表皮样囊肿声像

显示脂肪浅方混合回声病变,边界清晰,内部回声欠均匀,病
变浅部可见层状排列的强回声,为特征性的声像图改变

(3)合并破裂感染时,周边血流信号增加。

2.鉴别诊断

表皮样囊肿的浅表位置对于诊断非常重要。同时,囊肿无局部压痛、放射
痛,可与神经源性肿物鉴别。

(二)脂肪瘤

1.诊断要点

(1)多为患者偶然发现,病程较长,按压质地较软。

(2)声像图显示为脂肪层内病变,回声以等回声为主,亦可为高回声病变。
典型者瘤体内部散在条索样强回声分隔,这些分隔走行方向与皮肤一致
(图 5-23)。

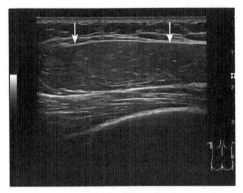

图 5-23 脂肪瘤声像

肩胛部脂肪层内等回声病变(↓),边界清晰

（3）大多数脂肪瘤内无血流信号。

2.鉴别诊断

需与脂肪层的血管平滑肌脂肪瘤鉴别,后者多有局部压痛。如果瘤体内条索样回声较多,手术切除后病理结果可能显示为纤维脂肪瘤。

（三）血管瘤（血管畸形）

1.诊断要点

（1）脉管系统先天发育异常所致,瘤体随人体生长而有所增大。

（2）海绵状血管瘤最常见,可累及各种软组织,甚至骨骼。

（3）声像图显示为边界不清晰的混合回声区,内部可见多发网格样或不规则的低至无回声区,部分可见到静脉石强回声伴声影（图 5-24）。探头加压后比较,肿瘤体积明显压缩。病变处下垂受重力作用,瘤体体积增大。

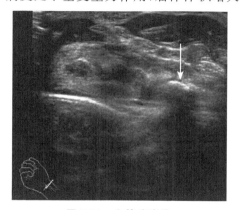

图 5-24　血管瘤声像

右侧前臂横截面声像图,显示肌肉组织深层内混合回声病变,内部可见斑块样强回声伴声影（↓）

（4）彩色多普勒超声常不能显示病变内血流信号。当探头反复加压动作时,瘤体内的无回声区内可见液体流动产生的彩色血流信号。

2.鉴别诊断

声像图不典型者,回声酷似实性肿物。超声造影及超声内镜引导下细针穿刺活检术能够明确诊断。

（四）神经来源肿瘤

1.诊断要点

（1）患者可自述按压肿物后出现放射性疼痛。

（2）声像图显示肿物为边界清楚的低回声病变,确诊的关键是瘤体的一侧或两侧可见与神经相延续（图 5-25）。

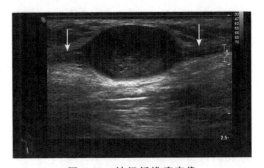

图 5-25 神经纤维瘤声像

小腿皮下脂肪层低回声结节,边界清晰,两端可见与神经

相连(↓),符合神经源性肿瘤的特点

(3)部分结节彩色多普勒血流成像可见较丰富血流信号。

2.鉴别诊断

神经源性肿瘤分为神经纤维瘤和神经鞘瘤,两者在声像图上不易区分。如果肿物与周围神经之间的关系显示不清,则诊断存在困难。

参 考 文 献

[1] 顾育训.实用超声诊断[M].西安:西北大学出版社,2020.

[2] 陈桂红.超声诊断与临床[M].北京:科学技术文献出版社,2020.

[3] 曹美丽.超声诊断临床实践[M].天津:天津科学技术出版社,2019.

[4] 刘红霞,梁丽萍.超声诊断学[M].北京:中国医药科技出版社,2020.

[5] 宋海霞.现代超声诊断与介入应用[M].北京:科学技术文献出版社,2020.

[6] 王谷子.超声诊断医学[M].天津:天津科学技术出版社,2019.

[7] 李晓艳,苏小勇,杨舟.实用超声诊断学[M].南昌:江西科学技术出版
社,2019.

[8] 郑娜.实用临床医学影像诊断[M].青岛:中国海洋大学出版社,2020.

[9] 谢强.临床医学影像学[M].昆明:云南科学技术出版社,2020.

[10] 张瑞芳.超声检查面面观[M].郑州:郑州大学出版社,2020.

[11] 刘平.临床超声实用技术[M].北京:科学技术文献出版社,2020.

[12] 张梅,尹立雪.心脏超声诊断临床图解[M].北京:化学工业出版社,2020.

[13] 刘艳龙,伍强,崔岩.超声诊断与治疗[M].南昌:江西科学技术出版社,2019.

[14] 谢明星,田家玮.心脏超声诊断学[M].北京:人民卫生出版社,2019.

[15] 陈天年.乳腺疾病超声诊断[M].北京:科学技术文献出版社,2019.

[16] 刘好田.实用临床超声诊断与治疗[M].北京:科学技术文献出版社,2020.

[17] 胡晗宇,张术波,周玉堂.现代常见疾病超声诊断技术[M].汕头:汕头大学
出版社,2020.

[18] 刘岷.现代超声影像诊断进展[M].北京:科学技术文献出版社,2019.

[19] 王慧.现代超声技术与疾病诊断[M].北京:科学技术文献出版社,2019.

[20] 王桂民.实用超声临床诊断新进展[M].北京:科学技术文献出版社,2019.

［21］詹华奎.诊断学基础［M］.上海:上海科学技术出版社,2019.

［22］杨斌,张丽娟.腹部超声疑难及少见病例解析［M］.北京:科学技术文献出版社,2019.

［23］李斯琴.临床超声医学诊断精要［M］.北京:科学技术文献出版社,2020.

［24］李聪.现代超声医学诊断精要［M］.北京:科学技术文献出版社,2020.

［25］郝丽娜.实用超声医学诊断学［M］.南昌:江西科学技术出版社,2020.

［26］吴伟春.超声心动图规范化诊断精要［M］.北京:中国医药科技出版社,2020.

［27］颜芬.临床超声诊断［M］.汕头:汕头大学出版社,2019.

［28］高菊红.超声检查与诊疗精要［M］.北京:科学技术文献出版社,2020.

［29］张小用,张玉奇.冠状动脉超声医学［M］.西安:陕西科学技术出版社,2020.

［30］司琴其木格.乳腺肿瘤疾病超声诊断［M］.天津:天津科学技术出版社,2019.

［31］李安华.腹部超声诊断临床图解［M］.北京:化学工业出版社,2019.

［32］轩维锋,徐晓红.乳腺超声与病理诊断［M］.北京:科学技术文献出版社,2019.

［33］王聪.超声影像诊断精要［M］.北京:科学技术文献出版社,2019.

［34］李艳,雷劲松,张英霞.医学超声诊断［M］.南昌:江西科学技术出版社,2019.

［35］武淑红.实用超声诊断精要［M］.北京:科学技术文献出版社,2019.

［36］朱银梅,李海嵘.超声颈动脉内中膜厚度与斑块诊断冠状动脉粥样硬化性心脏病的价值对比［J］.中国现代医学杂志,2020,30(6):105-109.

［37］杨敏,罗静,李晶,等.非肿块型乳腺癌超声医学特点与病理相关性分析［J］.中华普通外科杂志,2020,35(7):571-572.

［38］张红,杨继正,付江柯.超声引导下经皮射频消融与腹腔镜手术治疗原发性肝癌的疗效及安全性比较［J］.癌症进展,2021,19(3):260-263.

［39］张进,冯健.心脏超声评估肺动脉高压患者肺血管压力及右心功能的临床价值［J］.江苏大学学报,2021,31(1):69-72.

［40］徐晓霞,李竹云.甲状腺癌与甲状腺腺瘤的超声鉴别诊断［J］.现代医用影像学,2021,30(1):173-175.